S0-AGH-574

Date: 10/11/17

SP 613 PER
Pérez, Diane,
En forma y sin kilitos de más :
come sano, mejora tus hábiots y

PALM BEACH COUNTY
LIBRARY SYSTEM
3650 SUMMIT BLVD.
WEST PALM BEACH, FL 33406

DOCTORA
DIANE PÉREZ

EN FORMA
Y SIN KILITOS
DE MÁS

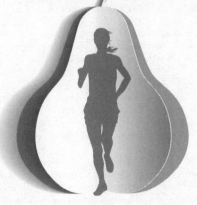

COME SANO, MEJORA TUS HÁBITOS
Y RECUPERA TU VITALIDAD

AGUILAR

En forma y sin kilitos de más

Primera edición: enero, 2017

D. R. © 2016, Diane Pérez

D. R. © 2017, derechos de edición mundiales en lengua castellana:
Penguin Random House Grupo Editorial, S.A. de C.V.
Blvd. Miguel de Cervantes Saavedra núm. 301, 1er piso,
colonia Granada, delegación Miguel Hidalgo, C.P. 11520,
Ciudad de México

www.megustaleer.com.mx

D. R. © Penguin Random House / Estudio La Fe Ciega, por el diseño de cubierta
D. R. © NUNU (nunupictures.com), por la fotografía de la autora
© iStock by Getty Images, por las ilustraciones de las páginas 26, 50 y 90

Penguin Random House Grupo Editorial apoya la protección del *copyright*.
El *copyright* estimula la creatividad, defiende la diversidad en el ámbito de las ideas y el conocimiento,
promueve la libre expresión y favorece una cultura viva. Gracias por comprar una edición autorizada
de este libro y por respetar las leyes del Derecho de Autor y *copyright*. Al hacerlo está respaldando a los autores
y permitiendo que PRHGE continúe publicando libros para todos los lectores.

Queda prohibido bajo las sanciones establecidas por las leyes escanear, reproducir total o parcialmente esta
obra por cualquier medio o procedimiento así como la distribución de ejemplares
mediante alquiler o préstamo público sin previa autorización.
Si necesita fotocopiar o escanear algún fragmento de esta obra diríjase a CemPro
(Centro Mexicano de Protección y Fomento de los Derechos de Autor, http://www.cempro.com.mx).

ISBN: 978-607-314-983-9

Impreso en México – *Printed in Mexico*

El papel utilizado para la impresión de este libro ha sido fabricado a partir de madera procedente
de bosques y plantaciones gestionadas con los más altos estándares ambientales, garantizando
una explotación de los recursos sostenible con el medio ambiente y beneficiosa para las personas.

Penguin
Random House
Grupo Editorial

A todas las personas interesadas
en adquirir hábitos saludables para una vida feliz.

Índice

Agradecimientos

Gracias a mi familia, a mis amigos y compañeros de trabajo, por sus siempre valiosos consejos y observaciones.

Un agradecimiento muy especial a mi querido equipo editorial, encabezado por Patricia Mazón, por su paciencia y atinada orientación en esta aventura.

Introducción

El temor al sobrepeso me ha acompañado desde la más tierna infancia...

Cuando era pequeña, una de mis amigas más cercanas tenía unos kilitos de más y me dolía ver cómo los comentarios de nuestros compañeros de clase sobre su figura afectaban su autoestima. Yo procuraba inducirle el gusto por la actividad física, pero ella prefería leer y comer galletas mientras las demás salíamos a la calle a patinar.

Toda la vida estuve pendiente de mantenerme en un rango medianamente saludable en cuanto al peso, corrigiendo rápidamente los pequeños excesos que anunciaba la báscula. Sin embargo, después del nacimiento de mi segundo hijo realmente me di cuenta de la necesidad de tomar las riendas de mi alimentación de manera más rigurosa, pues el metabolismo de la juventud ya no estaba de mi lado y no lograba recuperar la figura de mis "años mozos".

Entonces decidí poner en práctica mis conocimientos como médico en mi persona. Al ver los resultados de los cambios que hice sin mayor esfuerzo, al sentirme bien y tener una figura que me permitió volver a usar mi ropa cómodamente, decidí compartirlos con ustedes en este libro. Se darán cuenta de que bajar de peso no es cuestión de dietas milagrosas ni de sacrificios terribles. Todo es cuestión de actitud al momento de adquirir hábitos positivos, saludables.

Son muchos los elementos que tienen que ver con el sobrepeso, y si no tomamos cartas en el asunto fácilmente llegamos a la obesidad y a la larga lista de padecimientos que la acompañan: desde la temida diabetes hasta numerosos trastornos articulares que merman nuestra calidad de vida y, por supuesto, nuestra autoestima cuando vemos reflejado en el espejo un cuerpo poco estético.

La buena noticia es que bajar de peso y permanecer delgados es tan fácil o tan difícil como nosotros determinemos. En este libro ofrezco consejos muy sencillos para que los apliques en tu vida, pequeñas modificaciones que te traerán grandes resultados cuando acudas a la báscula.

Insisto: ¡no es un libro de dietas! No es la dieta de la doctora Diane Pérez, es un análisis bien documentado, investigado, de lo que muchos vivimos —en cuanto a comida y hábitos— todos los días, y que actúa en contra nuestra. Mi propósito es plantear una forma de vivir mejor, para sentirnos con más energía y perdiendo los kilos que no necesitamos. Con estos sencillos consejos, fáciles de implementar, permaneceremos siempre delgados. Y lo mejor de todo: no sólo veremos beneficios en nuestra calidad de vida, sino en la de toda la familia al lograr hábitos saludables para ser felices. No está de más decir que todas las recomendaciones de este libro han sido probadas y los resultados, ampliamente satisfactorios. Ahora te toca a ti, querido lector, comprobarlo.

Quiero dejar en claro algo muy importante: si tienes en tus manos este libro no pienses en dietas, pues en tu nueva forma de vida no hay carencias. La mayoría de las dietas implican una restricción, y lo que vas a obtener con el libro es algo positivo: vas a aportar salud, energía y bienestar a tu vida. Debes comer bien, debes alimentarte para tener energía, salud y, sobre todo, felicidad.

I

¿Comes para vivir
o vives para comer?

La mayoría de los humanos tenemos sobrepeso por una sencilla razón: comemos más de lo que nuestro organismo necesita para funcionar. Así de simple.

Si bien hay casos de obesidad debidos a trastornos endócrinos de los que hablaremos más adelante, la inmensa mayoría de quienes nos quejamos de sobrepeso ingerimos más calorías de las que nuestro cuerpo gasta.

¿Te has puesto a pensar por qué comes? Si lo haces únicamente por la energía necesaria para vivir, te admiro y te felicito, incluso este libro puede ser sólo un breviario cultural que en realidad tú no necesitas. Pero si, como yo y millones de humanos en el mundo, consideras el comer como una actividad placentera que atrae tu atención, estoy segura de que te beneficiarás con la lectura y además alcanzarás el peso en el que te ves y, sobre todo, te sientes bien.

Las personas generalmente comen por cuatro motivos:

• Para tener energía
• Por placer

- Por aburrimiento
- Por ansiedad

Ahora vamos a ahondar en cada una de estas razones.

COMER PARA TENER ENERGÍA

Uno come cuando tiene hambre, e ingiere alimentos saludables que proporcionan la energía necesaria para realizar actividades físicas o mentales. Suena lógico y sencillo. Idealmente se recomienda comer cantidades pequeñas con intervalos generalmente no mayores a 3 o máximo 4 horas; esto para no sentirse decaído ni tener dolor de cabeza al trabajar, estudiar, hacer ejercicio o realizar cualquier actividad.

Lógicamente, es muy distinta la ingesta calórica que requiere una persona físicamente activa que otra sedentaria, y también hay una gran variación en relación con la edad y el género de la persona. Los jóvenes en desarrollo requieren de mucho más calorías que las personas adultas mayores, y las mujeres suelen necesitar menos calorías que los hombres. Parece evidente, pero más adelante daremos las explicaciones científicas detrás de estas aseveraciones.

Comer para tener energía es la manera ideal de hacerlo y debería representar 90 por ciento de los alimentos que ingerimos durante el día y en la vida.

COMER POR PLACER

¡Por supuesto que se vale! ¿Quién no disfruta de unos deliciosos tacos, pasteles, helados o golosinas? Sin duda son un deleite para el paladar y no debemos privarnos de ellos. La clave está en la cantidad y el porcentaje que representan en nuestra alimentación. Las personas que sólo encuentran placer en comer y todo el tiempo piensan en el platillo que van a ingerir, generalmente tienen sobrepeso u obesidad.

Además, quienes se acostumbran a comer alimentos ricos en grasas y carbohidratos se vuelven adictos a los mismos y tienen que enfrentar antojos difíciles de vencer. Pero de ello hablaremos en el capítulo dedicado a los alimentos que nutren o alegran tu vida. Por ahora dejemos las cosas en que los alimentos que nos causan placer pero no nutren son aceptables, aunque no deben representar más de 10 por ciento de lo que comemos.

Además, es fundamental que una vez que un bocado no saludable pero delicioso deje de representar un placer desbordante para nuestro paladar, dejemos de comerlo en ese preciso instante.

COMER POR ABURRIMIENTO

¿Les pasa que cuando están aburridos abren el refrigerador para ver qué encuentran? ¡A mí me ocurre con gran frecuencia y me resulta muy difícil no hacerlo! Los días en que me toca estar en casa sin una actividad que atraiga 100 por ciento mi atención, puedo acabar con todo lo que hay en el refrigerador y la alacena. Desafortunadamente es una práctica común.

Y lo peor del asunto es que uno no opta por tallos de apio o pepinos… sino por la rebanada de pastel que sobró de la fiesta del fin de semana, la botana que no se terminó o el delicioso platillo que ocupa un recipiente pequeño en el refrigerador y no queremos desperdiciar.

La realidad es que la única manera de no comer por aburrimiento es mantener nuestra mente ocupada en algo que verdaderamente nos interese. Cuando uno inicia un nuevo trabajo, conoce a una persona que le llama mucho la atención o realiza una tarea complicada que requiere de gran concentración, no piensa en comer, ni siquiera cuando pasan largas horas desde la última ingesta de alimento, muchas veces más de las 4 que por salud no debemos dejar pasar. Así que un excelente antídoto contra el sobrepeso es mantenernos ocupados realizando actividades obligatorias o placenteras, pero concentrados en lo que hacemos y nunca comer por aburrimiento.

Ahora, me van a decir que hay personas que comen mientras realizan alguna actividad, muchas veces sin percatarse de lo que ingieren en cantidad o calidad. Eso ocurre muy seguido en quienes van al cine y compran una bolsa de palomitas que se acaban durante la película, cuando se ve la televisión botaneando o, simplemente, picando algo mientras uno trabaja. Esta forma de comer tampoco es aceptable, porque no sólo no nos percatamos de lo que ingerimos (que muchas veces no resulta saludable) sino que tampoco lo disfrutamos, en caso de entrar en la categoría de lo placentero. Entonces, si realizamos alguna actividad, no debemos comer hasta terminarla y dedicar toda nuestra atención a lo que comemos.

COMER POR ANSIEDAD

Un modo de calmar la ansiedad o incluso la tristeza es comiendo. Uno come en busca de consuelo. Pero les tengo una mala noticia: al comer por ansiedad no sólo no resolverán el problema que les genera angustia o tristeza, sino que provocarán otro que tendrán que enfrentar: el sobrepeso.

Cuando uno come para encontrar consuelo opta por alimentos que generan placer, como los ricos en grasas y azúcar que analizaremos con detalle en el siguiente capítulo.

Al igual que en el caso del aburrimiento, comer por ansiedad queda completamente proscrito. Si tenemos problemas que nos generan ansiedad, debemos enfrentarlos para solucionarlos o buscar ayuda especializada y encarar el trastorno psicológico, pero de ninguna manera refugiarnos en la comida.

EJERCICIO

Después de leer este capítulo, te pido que dediques unos minutos para pensar en tu relación con la comida. Piensa qué te lleva a comer de más y qué porcentaje representa cada forma de comer anteriormente descrita en tu vida.

2

¿Por qué sigo comiendo
si ya no tengo hambre?

¿Les ha ocurrido que ya no tienen hambre, pero siguen comiendo porque está tan rico que no pueden parar? Comemos y comemos hasta sentirnos llenísimos y entonces, muchas veces con remordimiento, decimos: "¡Ufffff, comí demasiado!"

También sucede que realmente no sentimos hambre, pero vemos u olemos algo que nos gusta y de inmediato deseamos comerlo, aunque ya hayamos comido y no tengamos necesidad de reabastecernos de energía.

Para entender estos fenómenos, veamos cómo funciona nuestro cerebro respecto a la comida.

Hoy en día se sabe que el apetito está regulado por una labor conjunta de los sistemas nervioso y endócrino, que tiene lugar en el área del cerebro llamada hipotálamo, responsable de la producción de las hormonas que controlan el hambre.

Este mecanismo neuroendócrino que regula el apetito es complejo, pero ayuda a entender muchos de nuestros comportamientos hacia la comida.

La sensación de hambre se debe a distintos mecanismos bioquímicos, como disminución de azúcar en

la sangre, incremento de insulina, secreción de grelina
en el estómago, activación del sistema endocannabi-
noide (por ello la marihuana abre el apetito) y neuro-
péptidos, además de otras vías que envían señales a
la parte lateral del hipotálamo, responsable de estimular las ganas de comer.

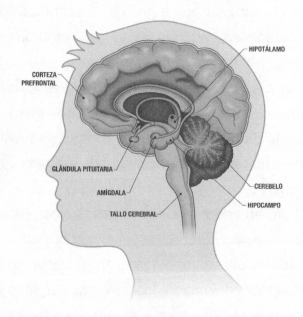

La sensación de saciedad también obedece a
diferentes mecanismos del estómago que envían la
señal al cerebro. Por ejemplo, cuando las paredes es-
tomacal e intestinal se distienden por la presencia del
bolo alimenticio, envían una señal nerviosa a la porción
medial del hipotálamo, responsable de la saciedad.
Cabe mencionar que los distintos grupos de alimentos

actúan de manera diferente en la saciedad, siendo las proteínas las que ejercen el efecto mayor; de ahí que al comer proteínas tengamos la sensación de estar más llenos y por mayor tiempo que con los carbohidratos y las grasas, pero más adelante ahondaremos en este tema. Por otro lado, hormonas como la leptina, que se produce en las células de la grasa, también ejercen un efecto reductor del apetito a largo plazo.

Cuando existe una alteración en cualquier punto de este complejo sistema se puede llegar a un aumento o una disminución de la ingesta de comida. Esta alteración puede ser física o psíquica. Desafortunadamente, las más comunes y más difíciles de solucionar son las de índole psicológica… Pero tampoco debemos darnos por vencidos porque hay solución para ellas.

Antes de pasar a las alteraciones orgánicas y mentales que nos llevan al sobrepeso, quiero mencionar un sistema recientemente relacionado con el peso: la microbiota, antes conocida como flora intestinal. El término se refiere a las bacterias que habitan en nuestro aparato digestivo y ejercen un papel preponderante en el peso corporal.

Tienen nombres muy curiosos: firmicutes y bacteroidetes, y son bacterias que viven normalmente en nuestros intestinos. Los firmicutes proliferan cuando una persona ingiere grandes cantidades de grasa animal y azúcar; por lo tanto, su número es muy elevado en personas con sobrepeso y obesidad. A su vez, los bacteroidetes se reproducen cuando el huésped tiene una dieta rica en fibra con abundantes vegetales, cereales integrales y proteínas con poca grasa animal, de ahí que abunden en el intestino de las personas delgadas.

Estos dos grupos de bacterias actúan de manera distinta en el cuerpo. Los firmicutes extraen la energía de los alimentos, la envían a la reserva, es decir, al tejido graso y mandan una señal al cerebro para inducir el apetito. De manera inversa, los bacteroidetes consumen la energía que obtienen de los alimentos, evitando que se almacene en la grasa corporal.

Estudios demuestran que al cambiar la microbiota de un animal se logra que suba o baje de peso. La buena noticia es que nosotros mismos podemos hacer ese cambio modificando nuestra alimentación: si comemos vegetales y proteínas magras tendremos muchos bacteroidetes y seremos delgados, pero si comemos gran cantidad de azúcar y grasa animal proliferarán los firmicutes y seremos gorditos. Suena fácil, pero la parte complicada llega al momento de resistirnos ante un pastel o taco de carnitas y optar por una ensalada de lechuga con amaranto.

Sin embargo, no se preocupen… al final de este libro tendrán a mano las herramientas necesarias para hacer las mejores elecciones con gran placer para el paladar.

Bueno, ahora sí… llegó el momento de responder a la pregunta: "¿Por qué sigo comiendo si ya no tengo hambre?" Porque no le hacemos caso a nuestro cuerpo; y no es un tema de hoy, dejamos de hacerle caso hace mucho tiempo… No comemos cuando sentimos hambre ni dejamos hacerlo una vez satisfechos… estamos dominados por factores externos que influyen sobre nosotros: horarios, costumbres y estrés. Cuántas veces sucede que no tenemos hambre pero es hora de comer, y ya sea en casa o en un restaurante, lo correcto y lo que se espera de nosotros es que comamos; pero no sólo eso, también nos acabamos lo que hay en el plato para no desperdiciar (se desperdicia igual o peor, porque el exceso no nos beneficia y sí nos daña), y acostumbramos comer hasta reventar para sentirnos satisfechos… ¿Quién no lo ha vivido? Una comida con los amigos o la familia, disfrutando de los platillos favoritos y… comer, comer, comer… hasta decir: "Ya no puedo más… siento que voy reventar". Son malos hábitos, nada más, que hemos adquirido desde pequeños y que al llegar a la edad adulta nos pasan la factura, porque nuestro metabolismo no es tan rápido como en la adolescencia y gastamos mucho menos energía que en nuestros años mozos.

Si observamos a los niños pequeños, nos daremos cuenta de que la mayoría prefiere jugar en vez de comer. Comen solamente la cantidad que su cuerpo necesita y son capaces de suspender la alimentación cuando tienen una actividad más atractiva. Pero los adultos hicimos de la alimentación el centro de nuestra vida, y con los malos hábitos dañamos nuestro sistema de regulación del apetito a nivel cerebral. Nos hemos vuelto adictos a la comida. No es una metáfora… en el siguiente capítulo expondré el efecto adictivo de ciertos alimentos, idéntico al de drogas tan potentes como la cocaína.

EJERCICIO

Sólo por hoy procura escuchar a tu cuerpo y no comas en función de horarios ni costumbres. Come a la hora que tengas hambre y nada más la cantidad que necesites para satisfacerte sin sentirte exageradamente lleno. No importa las veces que comas, pero hazlo solamente cuando tengas hambre.

3

Alimentos que nutren o alegran tu vida

En el primer capítulo comenté que es válido comer por dos motivos: para obtener energía y a veces por placer. Claro que lo ideal sería que los alimentos saludables nos resultaran placenteros, y déjenme decirles que puede ser así… Sin embargo, los que no son ideales para mantenernos delgados activan zonas del cerebro que generan placer, haciendo que tengamos ganas de repetir la experiencia: uno de los fundamentos de la adicción.

Los alimentos que ingerimos incluyen proteínas, grasas y carbohidratos. Las que proporcionan el sustrato para los músculos y nos dan mayor saciedad son las proteínas. Analizaremos en detalle cada uno de estos grupos:

Los carbohidratos deben constituir de 50 a 60 por ciento de nuestra alimentación, y tienen como principal función proporcionarnos energía. Una enzima llamada amilasa, que se produce en las glándulas salivales y el páncreas, ayuda a descomponer los carbohidratos en glucosa.

Los carbohidratos se dividen en simples y complejos, dependiendo de la estructura química del alimento. Los simples tienen uno o dos azúcares y son los que se absorben más rápido, elevando nuestros niveles de azúcar en la sangre: la famosísima glucosa, que proporciona energía a las células. Hay que mencionar que la glucosa depende de una hormona producida en el páncreas, llamada insulina, para ingresar a las células. Más adelante detallaré este proceso que lleva a una de las enfermedades más temidas e incurables: la diabetes.

Por ahora me limitaré a decir que los azúcares simples se absorben muy rápido y son dañinos para la salud porque, si no se queman de inmediato, se almacenan en forma de grasa. Pero además, llegan al cerebro y activan receptores que liberan sustancias capaces de generarnos gran placer, igual que drogas tan potentes como la morfina y la cocaína... ¡¡¡Sí!!! Podemos volvernos adictos a chocolates, dulces y pasteles por su gran contenido de azúcar... Por eso nos cuesta tanto trabajo no caer en la dulce tentación. Pero no se preocupen, eso también tiene solución y más adelante les diré cual es.

Ahora hablaré de los carbohidratos complejos: son los que contienen fibra que impide su rápida absorción. Ejemplos de carbohidratos complejos, y por ende saludables, son los granos enteros como la avena y el trigo integral, así como las frutas. Cuando tomamos un jugo de naranja, el azúcar que contiene se absorbe rápidamente ejerciendo el efecto que comenté en el párrafo anterior. Sin embargo, si comemos una naranja en gajos, la fibra retrasa la absorción del azúcar, dando a nuestras células la oportunidad de usar esa energía poco a poco conforme la necesitan. Del mismo modo, cuando consumimos pastas, pan blanco, panqués o pasteles, el azúcar se absorbe de inmediato, a diferencia de lo que ocurre cuando ingerimos un plato de avena o salvado de trigo, alimentos con los cuales obtendremos el beneficio del carbohidrato y tendremos energía sin requerir de la secreción de grandes cantidades de insulina para introducir el azúcar en las células. De hecho, la diabetes tipo 2 se desarrolla cuando la insulina resulta insuficiente porque el páncreas trabajó a marchas forzadas a lo largo de varios años por abusar de los carbohidratos simples, entre otras causas.

Pasemos ahora a las proteínas. Aquí también podemos seleccionar las saludables para nuestro organismo. Por ejemplo, la carne roja, que hoy se sabe ocasiona inflamación de las células y por ende propicia el desarrollo de enfermedades cardiovasculares y cáncer, generalmente se acompaña de grasa o, al menos, los cortes con grasa son los que más disfrutamos. Aquí nuevamente el cerebro nos hace una mala jugada, ya

que la grasa también favorece la liberación de neurotransmisores del placer y hace que tengamos deseos
de consumirla. Así que las proteínas que resultan saludables por su alto contenido de ácidos grasos omega
3 —que protegen el corazón y, en general, todas las
células gracias a su efecto antiinflamatorio— son las
que se encuentran en los pescados de agua fría como
salmón y arenque, en nueces y almendras, así como
en vegetales crucíferos como col rizada y brócoli, principalmente. Otra fuente de proteína, especialmente
necesaria en los niños, son los lácteos, entre los cuales el yogur bajo en grasa y sin azúcar resulta benéfico.

Así que comer tacos de carnitas, barbacoa o cos-
tillas BBQ no resulta la selección más saludable.

Finalmente pasemos a las grasas: de nuevo, hay
grasas muy saludables en el aguacate, las nueces y el
aceite de oliva crudo, sin calentar a altas temperatu-
ras. Este tipo de grasa aumenta los niveles de grasas
buenas en la sangre, de las llamadas lipoproteínas
de alta densidad (colesterol HDL, por sus siglas en
inglés) que evitan que las arterias se tapen y sobre-
venga un infarto. Pero, por otro lado, están las grasas
nocivas de las carnes rojas, los lácteos y la mantequilla, que incrementan los niveles de grasas malas o
lipoproteínas de baja densidad (colesterol LDL, por sus
siglas en inglés) que propician la formación de la pla-

ca que termina por tapar las arterias y desencadenar un infarto.

Yo sé que los alimentos fritos resultan muy agradables para el paladar, sin embargo, los aceites vegetales saludables, como el de oliva, al calentarse en exceso se saturan y se convierten en grasas nocivas para la salud. De ahí que la recomendación sea consumirlos crudos, por ejemplo en vinagreta, para acompañar ensaladas.

Independientemente del grupo al que pertenezcan, no debemos abusar de las grasas porque su alto contenido energético favorece su acumulación cuando no se tiene actividad física suficiente.

Estudios científicos demuestran que si bien preferir sabores dulces está presente desde el nacimiento, su consumo frecuente contribuye a desearlos intensamente. El azúcar y la grasa se nos antojan por sus efectos en el sistema nervioso, al involucrar neurotransmisores como serotonina y opiáceos endógenos, es decir, receptores que nosotros tenemos naturalmente y que son los mediadores de las respuestas al dolor y al placer. Estos mismos receptores son los que se relacionan con la adicción a las drogas. De hecho, en un estudio se proporcionó naloxona, el antídoto que se administra a las personas con sobredosis de morfina y heroína, a mujeres obesas y con bulimia, lo que logró eliminar su respuesta placentera a productos lácteos endulzados y redujo su consumo de golosinas con azúcar, grasa o ambos ("Naloxone, an opiate blocker, reduces the consumption of sweet high-fat foods in obese and lean female binge eaters", por A. Drewnowski, D. D. Kahn, M. A. Demitrack, K. Nairn y B. A Gosnell, publicado en *American Journal of clinical Nutrition* junio de 1995).

¡De ninguna manera les sugiero consumir naloxona para reducir los antojos! Por fortuna, hay maneras naturales y saludables de lograrlo sin fármacos que pueden tener efectos adversos. Más adelante diremos qué hacer al respecto. Por lo pronto, menciono que el sistema opiáceo del cuerpo también tiene que ver con la respuesta del organismo al estrés y al dolor, por lo que los antojos podrían representar una manera de asegurar el aporte energético necesario en momentos difíciles... De ahí que cuando sentimos angustia un chocolate resulte tan reconfortante.

Para no subir de peso no debemos pasar hambre. Al contrario, hay que comer cuando tengamos apetito. Se trata de hacer selecciones saludables que nos satisfagan y nos aporten la energía suficiente para realizar las actividades cotidianas. En líneas posteriores encontrarán opciones de menús saludables y agradables para el paladar.

Si el antojo es grande y consumen un alimento no saludable para sentir placer, es importante hacerlo en una cantidad moderada y nunca comer más allá de lo estrictamente placentero.

EJERCICIO

A continuación los invito a probar la siguiente bebida saludable con un contenido de 127 calorías: un vaso de leche de almendra sin azúcar, tres dátiles y un cuarto de taza de moras azules (*blueberries*) lo baten en la licuadora y escriban si les resultó placentero.

_____ Sí me gustó.

_____ No me gustó.

Si la respuesta fue afirmativa, ¡felicidades! Encontrarán muchísimas recetas saludables y agradables para el paladar. Si la respuesta fue negativa, no se preocupen, hay muchísimas otras recetas saludables que les gustarán, simplemente hay que atreverse a inventar.

4

¿Por qué importa si tienes panza y lonjas?

La repuesta parece sencilla: no se ven bien. Pero panza y lonjas van mucho más allá de la cuestión estética: representan un verdadero riesgo para la salud.

No todas las grasas del cuerpo humano son iguales. La que se encuentra bajo la piel y pellizcamos con los dedos se llama grasa subcutánea, y si bien su exceso no resulta cautivador, no es un enemigo para la salud. Sin embargo, la grasa abdominal alrededor de las vísceras produce sustancias potencialmente mortales a largo plazo.

Mucho se habla de la grasa y la importancia de "quemarla", pero poco se dice de las funciones de este tejido en el organismo.

El término médico para referirse a la grasa es "tejido adiposo", que tiene múltiples funciones: mantiene el balance energético a largo plazo, participa en la regulación de la temperatura corporal, contribuye a mantener las defensas del organismo, participa en el metabolismo de las grasas y el azúcar de la sangre y modula la función de las hormonas. En pocas palabras, para ser saludable hay que tener tejido adiposo. El porcentaje varía en función del género y la edad. En el caso de los hombres adultos lo recomendable es tener entre 15 y 20 por ciento de grasa corporal, mientras para las mujeres la cifra ideal oscila entre 20 y 25 por ciento. Pero un elemento clave es su localización.

Los mamíferos tenemos dos tipos de tejido adiposo: el blanco y el café o pardo. El pardo, cuyas células tienen múltiples gotas de lípidos de diferentes tamaños y mitocondrias, se encuentra sobre todo en fetos y recién nacidos. Su principal función es regular la temperatura. El blanco, cuyas células tienen una sola gota de lípido, se encuentra en el adulto y representa una reserva de energía.

Desde el punto de vista celular, la grasa está compuesta de la siguiente manera: 50 por ciento por adipocitos y 50 por ciento por preadipocitos, células de los sistemas inmunológico y nervioso, así como del aparato circulatorio.

Cuando deben almacenar un exceso de energía (porque comemos mucho o ingerimos alimentos muy ricos en calorías), los adipocitos aumentan de tamaño. Pero cuando la energía que el cuerpo debe almacenar es exageradamente alta, deben generarse nuevos adipocitos a partir de los llamados preadipocitos, de tal forma que las células de grasa no sólo aumentan de tamaño, sino también de número: se multiplican para mantener el balance metabólico. Estas nuevas células de grasa suelen almacenarse bajo la piel en todo el cuerpo. Pero cuando la capacidad de almacenar estas células llega a su límite, el exceso de energía, determinado genéticamente, se guarda en las células de grasa alrededor de las vísceras, dando lugar a la panza y a las lonjas.

La grasa acumulada alrededor de las vísceras se asocia con alteraciones del sistema endócrino, especialmente en la dinámica de hormonas como el cortisol, conocido popularmente como la "hormona del estrés". Niveles altos de cortisol interfieren con la memoria y el aprendizaje, reducen la actividad del sistema inmunológico y afectan la densidad de los huesos. Además, grandes cantidades de cortisol aumentan el colesterol malo y la tensión arterial, haciéndonos más propensos a las enfermedades del corazón. Asimismo, otro factor importante es que el cortisol favorece el aumento de peso, y crea un círculo vicioso difícil de romper.

La grasa abdominal es un factor de riesgo para la diabetes mellitus tipo 2, enfermedad para la cual los mexicanos tenemos predisposición genética. El cortisol contrarresta el efecto de la insulina, hormona necesaria para que el azúcar de la sangre ingrese en las células y les proporcione energía; de ahí que el cortisol favorezca el aumento de los niveles de glucosa en la sangre y propicie la llamada resistencia a la insulina o estado prediabético.

Además, está demostrado que los individuos con obesidad abdominal presentan todas las alteraciones que sobrevienen con la edad avanzada, lo cual sugiere envejecimiento prematuro.

La grasa abdominal también favorece la producción de ciertos químicos llamados citocinas, que ocasionan inflamación, un efecto relacionado con la aparición de diversos padecimientos: hipertensión y problemas cardiacos, diabetes mellitus, cáncer, demencia y otros trastornos neurodegenerativos, así como síndrome de ovarios poliquísticos, entre muchos otros. Hoy se sabe que la inflamación celular es madre de diversos trastornos que deterioran sustancialmente la calidad de vida.

De ahí que ser panzón, más allá de resultar poco atractivo, represente un severo riesgo para la salud.

EJERCICIO

Busca una cinta métrica y mide tu circunferencia abdominal. Si eres mujer, debe estar por debajo de 80 centímetros; si eres hombre, lo ideal es debajo de 90 centímetros. De lo contrario, toma cartas en el asunto para bajar la panza.

5

La escala del apetito

¿Les ha pasado que, por una u otra razón, dejan pasar mucho tiempo entre una comida y otra, y sienten de repente un hambre feroz?

Cuando nos ocupamos en algo que acapara nuestra atención e interesa sobremanera, a menudo nos olvidamos de comer. Pero ¿qué ocurre cuando finalmente terminamos lo que hacíamos y nos percatamos de tener muchísima hambre? La mayoría comemos lo primero que encontramos y en gran cantidad.

También hay quienes, por disciplina, no comen entre comidas y además se sienten muy orgullosos de ello.

Se ha demostrado que no debemos dejar pasar periodos largos entre cada ingesta. Al contrario, es ideal hacerlo cada tres horas en promedio, pero lo más importante es comer cuando empezamos a sentir deseos de hacerlo y nuestro apetito comienza a abrirse: es el momento exacto para dar a nuestro organismo la energía que necesita. El apetito es una señal que emite el cerebro cuando el cuerpo requiere de energía para funcionar, y lo ideal es que la reciba en ese preciso instante.

Debemos escuchar a nuestro cuerpo y atender sus necesidades. Al igual que no es saludable y tendrá consecuencias negativas aguantarse las ganas de ir al baño, también resulta dañino no abastecer de energía al cuerpo cuando lo necesita.

El momento ideal para comer algo saludable es cuando empezamos a sentir hambre y, de la misma manera, el momento ideal para dejar de hacerlo es cuando nos sentimos satisfechos; es decir, sin llegar al punto de la saciedad extrema, cuando hasta respirar nos cuesta trabajo.

Para ello se diseñó la llamada "escala del apetito" que va de 1, donde tenemos un hambre feroz, hasta 10, cuando ingerimos tal cantidad que nos sentimos exageradamente llenos.

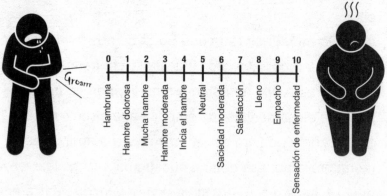

Cada persona debe adecuar esa escala a sus necesidades y encontrar el punto que corresponde al 3 para empezar a comer y al 7 para dejar de hacerlo.

Generalmente las ganas de consumir alimento sobrevienen cada tres horas, dependiendo de lo ingerido en la comida anterior.

Aunque parece muy sencillo, requiere disciplina, porque al estar satisfechos aún podemos acabarnos una gran rebanada de pastel o nuestro platillo favorito sin dificultad alguna. Así que debemos poner en marcha nuestra fuerza de voluntad para no seguir comiendo cuando nuestro cuerpo ya no lo necesita.

¿Cuáles son las ventajas de permitir que el apetito sea nuestro guía?

Nuestros niveles de glucosa nunca estarán demasiado bajos para correr el riesgo de sentirnos desganados, con dolor de cabeza o hasta mareados. Además contribuiremos a prevenir la gastritis, ya que el estómago no estará vacío por largos periodos, lo que ocasiona que los jugos gástricos dañen su mucosa.

Cada organismo es diferente en función de muchos factores: edad, estatura, peso, constitución y nivel de actividad. Pero todos debemos estar conscientes y conectados con las necesidades de nuestro cuerpo para alimentarlo de modo saludable, sin excesos.

EJERCICIO

En las próximas horas determina en qué momento llegas al número 3 en tu escala del apetito,
come algo saludable y deja de hacerlo cuando
consideres que llegaste al número 7. Es posible
que necesites varios intentos antes de dominar tu
rango ideal para comer en función de tu escala.

6

Comer en sociedad

Es una realidad que cualquier encuentro entre dos o más personas gira en torno a la comida… En familia, con amigos o en el trabajo, el motivo de reunión siempre es la comida. ¿Cuándo han escuchado a dos personas decir, vamos a caminar para conversar? Siempre es: vamos a desayunar, a comer, a cenar, a tomar un café o una copa… siempre está inmiscuido el sistema gastrointestinal en nuestras relaciones interpersonales.

Probablemente es algo que no podremos cambiar, al menos durante muchos años… forma parte de nuestra cultura y es fomentado por el consumismo que nos rodea, así que aprendamos a vivir con ello sin consecuencias negativas para nuestra salud y silueta.

Antes de pasar a posibles soluciones, haré una última observación sobre el riesgo que representa para la figura comer fuera de casa. Cuando vamos a un restaurante, por más que tengamos claro que deseamos un platillo saludable con todas las características que ya conocemos: bajo en grasa, con poca o nula cantidad de azúcar y no abundante (lo que ya nos sabemos de memoria), veremos pasar platillos suculentos que mandan una señal al cerebro para recordarle el placer que nos generan. Por si eso fuera poco, otro sentido (uno de los más potentes relacionados con la memoria) entra en acción: el olfato. Percibimos el olor de la delicia que consume una persona en la mesa de junto y ¿qué sucede entonces? Recurrimos a nuestra fuerza de voluntad. ¡Qué miedo! Debemos tomar la decisión de comer lo saludable que nos hemos propuesto o flaquear y decir: "Bueno, ya será mañana, hoy comeré el platillo que se me antojó".

Pero les tengo una mala noticia: además de comer el delicioso platillo que se nos antojó, quizá rebosante de grasa y azúcar, no dejamos de comer cuando nos sentimos satisfechos… ¡Nooooo!, si ya lo ordenamos, ¡nos lo terminamos! Aunque no nos preocupe tanto el "no desperdiciar", conversamos tan a gusto que ni nos damos cuenta de la cantidad que ingerimos… y, por supuesto, no le hacemos caso a nuestro estómago cuando se siente satisfecho: seguimos platicando y comiendo.

Llega el mesero y sugiere el postre… De nuevo entra en acción la fuerza de voluntad y decimos: "Bueno, compartiremos ese postrecito delicioso que nos acaban de describir". Ya muy satisfechos con el hecho de que en lugar de comernos todo un pastel o helado solitos lo vamos a compartir con nuestro acompañante (algo que, además, sólo hacemos cuando tenemos la confianza suficiente con nuestro comensal), seguimos sumando calorías a la lista. Y así, acompañando nuestros platillos de agradables bebidas, en muchas ocasiones con alcohol, para contribuir a nuestro bienestar momentáneo, ese encuentro dura horas. Si hacemos cuentas, seguramente habremos ingerido más de mil calorías... O sea, lo que consumiríamos en dos horas corriendo o andando en bicicleta.

Y como ya dijimos, si no podemos con el enemigo, hay que unirnos a él... Entonces veamos qué está a nuestro alcance para no caer en el escenario anterior al salir a comer o a cenar. Les presento 10 consejos clave y fáciles de llevar a cabo que los ayudarán a reducir, por lo menos a la mitad, su ingesta calórica en la comida familiar, de trabajo o con amigos:

1. Antes de ordenar cualquier bebida o botana, pidan un vaso de agua sin hielo y tómenlo completito.

2. Al ordenar bebidas, procuren que no sean ricas en calorías. Una opción saludable es jugo de tomate con limón y un poco de picante, si lo desean. En el caso de las bebidas alcohólicas inclínense por vino, de preferencia tinto, o aperitivos como el whisky o el vodka con agua simple o

mineral con gas; eviten refrescos azucarados o agua quinada. Procuren tomar dos tragos de agua por cada probada de alcohol… Esto no sólo reduce las calorías ingeridas, también disminuye la posibilidad de emborracharse y que el organismo sufra daño al metabolizar el alcohol.

3. Eviten el pan. No permitan que el mesero les deje la canasta de pan con mantequilla o aceite de oliva. El pan, en definitiva, no es un aperitivo recomendable y sólo nos llena, e impide disfrutar lo que vamos a ordenar. Además, nos proporciona todos los carbohidratos o más de los recomendados para cada día. El pan, un carbohidrato simple, lo absorbe rápidamente el organismo y propicia el desarrollo de diabetes tipo 2.

4. Elijan opciones saludables. En la actualidad, la mayoría de los restaurantes cuentan con platillos bajos en calorías y muy buen sabor; por ejemplo, pescado o pechuga de pollo a la parrilla con vegetales al vapor. Si ordenan un plato fuerte que no pertenezca a la categoría de "saludable", empiecen con una ensalada: es una buena idea llenarse de hojas verdes antes de atacar el platillo principal.

5. Si comen su platillo "no saludable", que sea sólo si está verdaderamente sabroso. De lo contrario, déjenlo. Si no representa un placer para el paladar, abandónenlo. Olviden por un momento la cortesía y opten por hacerle caso a su paladar.

6. Al sentirse satisfechos con el plato fuerte, déjenlo. No piensen en el desperdicio. De todos modos se desperdiciará, porque nuestro cuerpo ya no lo necesita y, si lo dejamos, por lo menos se desperdicia sin perjudicar nuestra salud y silueta. Si los hace sentir mejor, piensen que están "dejando espacio" para el postre.

7. Si pueden, eviten el postre e intenten pedir alguna fruta natural. Si el antojo es excesivo y sucumben, procuren compartirlo y sólo probar unas cucharaditas. Y si de plano la situación no se presta para compartir, déjenlo en el momento que ya no represente una fiesta para el paladar.

8. Coman despacio, hagan pausas entre cada bocado para platicar. Bajen los cubiertos y asegúrense de tener la boca vacía antes del siguiente bocado. Así serán corteses, evitarán

atragantarse y, lo más importante, darán tiempo para que inicie el proceso de digestión y se les quiten las ganas de seguir comiendo.

9. Si es posible, sustituyan el postre por un té. Resulta muy agradable terminar la comida con una bebida caliente que ayuda a la digestión. Así seguirán conversando con algo que llevar a la boca sin calorías.

10. Eviten las sobremesas eternas. Es común que cuando nos reunimos con la familia o amigos la sobremesa se vuelve larguísima y, claro, muchas veces termina uno por sacar los chocolates o la botana dulce para seguir picando mientras se conversa. Al terminar el postre, es preferible invitar a los comensales a otro lugar dentro de la casa. Idealmente procuren que el té, café o digestivo (del cual es preferible prescindir), se tome en la sala en lugar del comedor.

Regresando a la comida fuera de casa, una realidad es que cuando vamos a un restaurante muchas veces lo elegimos en función de nuestros antojos, deseamos saborear nuestra comida favorita sin culpa. ¡Es válido!

Sólo debemos procurar que, si esos platillos placenteros no se clasifican como saludables, no superen 10 por ciento de los alimentos ingeridos ese día. Además, respetemos nuestro apetito dejando de comerlos cuando ya no representan placer, es decir, cuando nuestro cerebro recibe la primera señal de que estamos satisfechos.

Sin embargo, aunque comamos en un restaurante saludable, es muy difícil controlar lo que ingerimos, no sólo por nuestra falta de voluntad, sino por los ingredientes del platillo que no podemos cuantificar. Así que, si es posible, la próxima vez que se junten con un amigo, una buena idea sería simplemente salir a caminar (sé que suena absurdo, pero nada cuesta intentarlo un día).

Otra opción es comer una colación media hora antes de la comida social, para no tener hambre y hacer selecciones más saludables, sin dejarnos llevar tan fácilmente por los antojos.

EJERCICIO

La próxima vez que invites amigos a la casa o tengas reunión familiar, sirve botanas saludables. Un ejemplo podrían ser tacos de jícama. En el supermercado pide que te rebanen unas jícamas

con la rebanadora de jamón, rellénalas con suri-
mi, pepinos y zanahorias, y adereza tus tacos con
una vinagreta ligera. Además de ofrecer a tus in-
vitados sus bebidas favoritas, pon una garrafa de
agua con rebanadas de limón y hierbabuena
(previamente desinfectada). Te sorprenderás
del número de personas que elije tu alternativa
saludable.

7

El agua sí te ayuda a bajar de peso

Como seguramente han escuchado, el cuerpo humano está constituido en su mayor parte por agua, que representa más de dos tercios de nuestro peso. Todas las dietas para adelgazar recomiendan beber por lo menos 2 litros de agua al día. Pero ¿han pensado realmente cómo el agua nos ayuda a bajar de peso?

Por supuesto que una de las razones es que al beber agua llenamos el estómago y dejamos de sentir hambre. Sin duda es muy válido, pero los beneficios del agua para adelgazar van mucho más allá que sólo hacer bulto.

Está demostrado que el agua reduce los antojos, principalmente de azúcar. Para metabolizar los nutrientes que ingerimos, nuestro cuerpo necesita estar hidratado, incluso a nivel molecular. Sin la cantidad adecuada de agua, el organismo no metaboliza apropiadamente los alimentos y no habrá una absorción eficaz de nutrientes. La mayoría de los antojos se deben a que el cuerpo necesita ciertos nutrientes y, si no contamos con una adecuada hidratación, no se absorben; por más que sigamos comiendo, no dejaremos de sentirlos.

La fibra es fundamental para un buen funcionamiento intestinal y controlar el peso corporal, pero para
obtener los máximos beneficios de ella es necesario
consumir agua. La fibra proporciona una sensación de
saciedad y ayuda a liberar toxinas del cuerpo, y sólo
desarrolla esta función cuando se tiene una cantidad
suficiente de agua en el organismo.

Otro gran beneficio del agua es quemar calorías.
Tomar medio litro de agua acelera el metabolismo corporal en 30 por ciento. El efecto comienza a los 10
minutos de tomarla, alcanza su máximo en un lapso
de 30 a 40 minutos y dura más de una hora. Se preguntarán, ¿mediante qué mecanismo el agua quema
calorías?

La respuesta está en el siguiente proceso fisioló-
gico: en individuos sanos, beber agua activa el sistema
nervioso simpático y la concentración de norepinefrina.
Esta activación aumenta la captación de glucosa o azúcar de las células y la quema de grasa. Se estima que
si una persona incrementa su consumo de agua en un
litro y medio al día, al cabo de un año quemará 17 mil
400 calorías, equivalentes a 2.4 kilos de grasa.

Ahora, ¿cuál es la cantidad ideal de agua que
debemos beber al día? Aproximadamente dos litros
para una persona adulta promedio, pero si deseamos
ser más precisos, calculemos nuestro peso corporal

en libras, dividamos la cifra entre dos y ésa será la cantidad de onzas de agua que debemos beber al día.

Por ejemplo, una persona que pesa 150 libras (68 kilogramos), deberá beber 75 onzas de agua al día, es decir 2 litros con 200 mililitros.

EJERCICIO

A partir de mañana inicia tu día bebiendo medio litro de agua, idealmente a temperatura ambiente, y antes de cada comida ingiere por lo menos un vaso de agua simple. Verás cómo tus antojos por lo dulce se reducen, te sentirás con más energía, comerás menos y bajarás de peso.

8

El valor del ejercicio

El ejercicio es indispensable para conservar la salud. Es valioso por sí mismo, independientemente del papel que juegue para conservar la línea.

Para que crean en la importancia de la actividad física les comparto algunos datos:

Treinta minutos de actividad física al día reducen 47 por ciento el dolor y la discapacidad en las personas con artritis de rodilla; disminuyen en 50 por ciento la progresión del Alzheimer u otros tipos de demencia, y reducen el avance de la diabetes tipo dos en 58 por ciento.

Una caminata de media hora al día disminuye en más de 30 por ciento el riesgo de padecer hipertensión arterial; en las mujeres posmenopáusicas reduce en 48 por ciento la ansiedad, mejora en 30 por ciento los síntomas de la depresión y reduce en más de 40 por ciento la posibilidad de sufrir una fractura de cadera.

Además, el ejercicio es el mejor tratamiento para el cansancio y la fatiga crónica.

¿Qué les parece? ¿No son motivos suficientes para dedicar 30 minutos de nuestro atareado día al ejercicio?

Ahora, si nuestro objetivo es bajar de peso, debemos tomar en cuenta varios factores... Hacer ejercicio aumenta el apetito. ¡Pero no se asusten! También incrementa las ganas de alimentarse de manera saludable.

El ejercicio puede generar un ascenso en la cifra que marca la báscula, pero eso no significa que estemos "engordando", sino simplemente que los músculos requieren de agua y nutrientes para hacer frente al aumento de actividad física. Y aquí es importante hacer énfasis en el "índice de masa corporal" o IMC.

El IMC se calcula dividiendo el peso en kilos entre la estatura en metros al cuadrado. Por ejemplo, una persona que pesa 63.5 kilos y mide 1 metro 69 centímetros, tendrá un índice de masa corporal de 22.23.

$$\frac{63.5}{1.69 \times 1.69} = 22.23$$

El resultado se compara con una tabla predeterminada, donde:

Un IMC menor de 18.5 equivale a peso bajo
De 18.5 a 24.9, a peso normal
De 25 a 29.9, a sobrepeso
Y un IMC arriba de 30 se considera obesidad.

Sin embargo el IMC no siempre es preciso. Si bien determina el nivel de sobrepeso u obesidad de una persona, la cifra obtenida se refiere a la masa global del individuo, sin distinguir tejido magro de grasa. De ahí que un deportista que levanta pesas y cuenta con una musculatura muy desarrollada tenga un IMC elevado sin considerarse algo patológico, ya que su porcentaje de grasa estará en niveles normales o incluso bajos.

De ahí la relevancia de determinar el porcentaje de grasa corporal. Éste puede conocerse mediante varios estudios, aunque el más sencillo y económico es la llamada impedancia bioeléctrica, que establece la diferencia entre el tejido magro del cuerpo y la grasa. El impedanciómetro envía una corriente eléctrica extremadamente débil al cuerpo para determinar la cantidad de tejido graso. El porcentaje de grasa corporal saludable varía en función del género y la edad.

En general, el porcentaje de grasa corporal de un hombre adulto saludable debe encontrarse entre 15 y 20 por ciento, mientras en las mujeres el rango es de 20 a 25 por ciento. La cifra aumenta con la edad y se reduce sustancialmente en los atletas con índices de grasa corporal muy bajos. Los fisicoculturistas varones pueden tener un índice de grasa corporal de entre 3 y 6 por ciento, en tanto las mujeres que se dedican a esta práctica llegan a descender a entre 9 y 12 por ciento. Cifras menores representan un riesgo para la salud.

La actividad física sin duda acelera el metabolismo basal. Pero aquí consideremos varios factores. Por ejemplo, destacar el papel que juega la masa corporal magra, es decir, la cantidad de músculo que tenemos.

Como acabamos de ver, de acuerdo con el índice de grasa corporal los hombres tienen mayor masa muscular que las mujeres y eso les ayuda a adelgazar más rápido. Por eso es fundamental aumentar el tamaño de los músculos. Así que vamos a analizar la mejor manera de hacer ejercicio, tanto para preservar la salud como la figura.

Por un lado, el ejercicio aeróbico es fundamental para ejercitar el corazón y elevar las grasas saludables en la sangre (ver capítulo 12), pero además contribuye a consumir el exceso de grasa, sobre todo cuando se realiza a determinada frecuencia cardiaca. Lo ideal es que durante el ejercicio aeróbico nuestros latidos se encuentren en lo que se conoce como rango saludable, y la forma de calcularlo es muy sencilla: 180 menos la edad +/– 5. Por ejemplo, una persona de 40 años deberá ejercitarse a una frecuencia cardiaca que oscile entre los 135 y 145 latidos por minuto.

Y les tengo una muy buena noticia: con esta frecuencia cardiaca no se van a cansar con rapidez y quemarán la mayor cantidad de grasa en su organismo, ya que con una frecuencia cardiaca mayor el cuerpo hace un gran esfuerzo, entra en zona anaeróbica y se activan reacciones químicas que hacen que uno queme, pero también que almacene grasa.

Si hacemos media hora de ejercicio a la frecuencia cardiaca ideal regularmente, conservaremos nuestra condición física; pero si practicamos una hora, al cabo de pocos días nuestra capacidad mejorará sustancialmente y tendremos que correr, caminar o andar en bicicleta más rápido para alcanzar el número deseado de latidos cardiacos por minuto.

Además, hay otro beneficio, aún en estudio, del ejercicio: la aparente liberación de endorfinas… esas famosas sustancias que aumentan la sensación de bienestar, placer y alegría en nuestro organismo. Aunque todavía está en investigación, se considera que el estrés generado por el ejercicio favorece la liberación de los llamados "endocannabinoides" o sustancias parecidas a la morfina que son producidas por el cuerpo y mitigan el dolor, entre otros beneficios.

Según los deportistas, las endorfinas se empiezan a liberar a los 30 minutos de hacer ejercicio a nuestra frecuencia cardiaca ideal y su efecto placentero, aunque breve (quizá no mayor a media hora), nos hace sentir tan bien que deseamos repetir la experiencia. Aunque aún no esté comprobado científicamente el mecanismo, la realidad es que hacer ejercicio nos pone de buen humor y nos hace sentir muy bien.

Ahora, les quiero comentar que algunas personas, en aras de quemar la mayor grasa posible, optan por hacer únicamente actividad aeróbica y dejar de lado los ejercicios de fuerza. Déjenme decirles que cometen un grave error. El contar con una musculatura desarrollada acelera el metabolismo basal y contribuye a quemar más calorías en reposo (como veremos en el capítulo 11). Así que vale la pena recurrir al levantamiento de pesas para construir una masa muscular fuerte que consuma calorías para subsistir. Además, los ejercicios de fuerza contribuyen a fortalecer los huesos y prevenir la osteoporosis.

EJERCICIO

Al terminar éste capítulo te sugiero calcular tu frecuencia cardiaca ideal y hacer 30 minutos de ejercicio (si puedes, un poco más) en el rango adecuado para tu edad. Verás cómo te sientes con más energía y buen ánimo.

9

Cuidado con las dietas

Si uno ingresa a internet buscando una dieta para adelgazar, encontrará un sinfín de opciones… Pero no todas son buenas.

Cuando era estudiante de medicina, todos mis profesores recalcaban que existen enfermos, no enfermedades. Se referían a que la teoría debía adecuarse a cada individuo, ya que cada uno reacciona de manera particular ante determinado microorganismo, medicamento o situación. Bueno, pues ocurre exactamente lo mismo con las dietas para adelgazar. Cada organismo tiene sus particularidades, y lo que te funciona a ti me podría matar a mí. Es por eso que, si bien hay efectos generales en determinado régimen alimenticio, no podemos hacerlo universal, ya que influyen múltiples factores propios de cada individuo.

La dieta que le funcionó a tu mejor amiga, con la que perdió 10 kilos en un mes, no necesariamente será apropiada para ti. Cada dieta debe adecuarse a la persona en función de su género, edad, peso, nivel de actividad física y mental, estado de salud y hasta personalidad.

Tomando en cuenta lo anterior se preguntarán: ¿Entonces nada puedo hacer para deshacerme de esos kilitos de más? ¿Necesariamente debo consultar a un médico, nutriólogo o entrenador de salud para alcanzar mi objetivo? La respuesta es que eso sería lo ideal pero, nuevamente, no podemos generalizar; no todos tenemos las ganas o los recursos para acudir con un especialista que nos ayude a bajar de peso. Sin embargo, no se preocupen… vamos a descubrir la receta que les permitirá bajar de peso en función de sus características y sin poner en riesgo su salud ni sentirse mal física o emocionalmente.

Las dietas tienen "modas". Muchos de los regímenes para adelgazar que causaron sensación hace 15 años hoy se recomiendan poco. Un ejemplo es la llamada "antidieta", que evita la combinación de proteínas con carbohidratos y permite consumir únicamente fruta hasta el mediodía. Esta forma de alimentarse, que promete bajar hasta dos kilos por semana, representa una fuerte carga para el páncreas, órgano que se ve obligado a secretar grandes cantidades de insulina para absorber todo el azúcar que entra al organismo al consumir ilimitadamente distintos tipos de fruta durante la mañana.

Hay muchísimas otras dietas para bajar de peso: del sol, de la luna, del helado de vainilla, de la sopa de col... Pero analicemos algunas de las más populares en el "mercado de la información" actualmente.

1. LA DIETA DE LA ZONA

Este régimen alimenticio diseñado por Barry Sears, doctor en bioquímica, busca mantener en un rango adecuado los niveles de azúcar en la sangre al lograr el equilibrio hormonal y reducir la inflamación celular.

Si bien es una dieta eficiente para perder peso, las proporciones de proteínas *versus* carbohidratos no corresponden a las recomendadas por la Organización Mundial de la Salud, y el exceso de proteínas puede ser riesgoso, especialmente en personas con enfermedad renal. Además, al restringir los lácteos es necesario obtener el calcio de otras fuentes.

2. DIETAS BAJAS EN CARBOHIDRATOS

Dieta Atkins

En los años setenta el doctor Robert Atkins, médico cardiólogo, apostó a la capacidad del cuerpo de quemar grasas almacenadas sin la ingesta de carbohidratos, que representan una rápida fuente de energía. La dieta original incluía únicamente alimentos ricos en proteínas y grasas de manera ilimitada, pero no permitía ni una hoja de lechuga por su contenido de carbohidratos. El resultado fue una importante reducción de peso pero un aumento de los niveles de colesterol con el consecuente riesgo cardiovascular. En la actualidad, se ha rediseñado la dieta del doctor Atkins para incluir sólo grasas saludables y un promedio de 20 gramos de carbohidratos al día en la primera fase.

Dieta Dukan

Creada por el médico y nutriólogo francés Pierre Dukan, incluye un alto contenido proteico y se divide en fases durante las cuales se pueden ingerir de manera ilimitada ciertos alimentos, en su mayoría ricos en proteínas, para posteriormente incluir otros grupos.

Dieta South Beach

Fue desarrollada por el cardiólogo Arthur Agatston en Miami, Florida, Estados Unidos. Al igual que las anteriores, busca limitar la ingesta de carbohidratos, sobre todo al inicio del régimen, y se divide en tres fases.

Si bien los efectos para adelgazar de las dietas bajas en carbohidratos son rápidos y notorios, pueden verse acompañados de malestar general, cansancio, mareos y náuseas. Además, las dietas ricas en proteínas no son aptas para personas con problemas renales.

3. DIETA DE LOS AMANTES DE LOS CARBOHIDRATOS

Suena muy atractiva para los más antojadizos, y fue creada por Frances Largeman-Roth, con estudios en nutrición, y Ellen Kunes, editora de revistas de salud. Su propuesta se enfoca en el beneficio que representa para el paladar, para quedar satisfechos y para quemar grasa, el consumo de cierto tipo de carbohidratos ricos en almidones resistentes, como aquellos que se encuentran en lentejas, garbanzos, arroz integral y plátanos inmaduros, entre otros. El problema es que estos alimentos no deben superar una cuarta parte del plato y no se recomiendan los almidones refinados como pastas y panes que tanto disfrutamos.

4. LOS "DETOX"

Estos populares métodos diseñados para "desintoxicar" el cuerpo tienen varios formatos. Desde tres a cuatro días hasta un mes, según el tipo de "detox", consisten en ingerir jugos o licuados de frutas y verduras, combinados o no con otros alimentos. Si bien el consumo de vegetales es indudablemente saludable, estos "detox" (que implican la suspensión radical de ciertos alimentos a los que nuestro cuerpo está acostumbrado) generan un desequilibrio y ocasionan dolor de cabeza, debilidad y hasta disminución de defensas, lo que hace al individuo más propenso a infecciones de vías respiratorias.

En el caso de los "detox" les comparto la experiencia de una persona cercana a mí, que además tiene la misma formación que yo: médico. No les especifico de quién se trata, porque seguramente no le va a gustar que le recuerde el horrible "te lo dije" y que además lo publique.

Bueno, pues resulta que esta persona, envuelta en la tendencia por lo saludable que se ha puesto muy de moda y además promete una figura esbelta, una piel lozana y días llenos de energía, se dejó llevar por la mercadotecnia y compró un régimen "detox" de menos de una semana. Le dije: "Te va a doler la cabeza, tendrás mucha hambre y al final te dará gripe".

Todo sucedió exactamente así: le dolió la cabeza, algo que el instructivo explicaba como normal por el inicio del proceso de "desintoxicación"; tenía hambre todo el tiempo, y unos días después de su gran esfuerzo le dio gripe. Bajó tres kilos en menos de una semana, mismos que recuperó al cabo de 10 días.

La clave radica no en hacer "detox" de vez en cuando, como retos que podemos asumir y después retomar nuestros malos hábitos cotidianos. Lo que debemos hacer es adquirir buenas costumbres alimenticias, y si nos salimos de nuestro esquema saludable, que sea algo ocasional y regresemos de inmediato a nuestros hábitos. Les aseguro que sí se puede lograr y sin sufrimiento alguno; al contrario, sintiéndonos bien y pasando un rato agradable.

Algo que agrego en este capítulo es el riesgo potencial que representan ciertos medicamentos para bajar de peso sin supervisión médica.

Los fármacos aprobados por las autoridades se dividen en los que impiden absorber la grasa y los que suprimen el apetito, principalmente. Por desgracia, muchos tienen efectos secundarios. Además, debemos tener especial cuidado con los que combinan fármacos, incluyendo la hormona tiroidea y los calmantes, entre otros, ya que pueden tener consecuencias fatales. Antes de tomar un medicamento para bajar de peso es recomendable consultar al médico.

EJERCICIO

En tu próxima comida proponte usar tu sentido común a la hora de elegir lo que vas a comer.
Opta por alimentos que consideres saludables
y resulten agradables a tu paladar. Anota los alimentos que ingeriste y luego compáralos con la
tabla que aparece al final del libro.

10

¿Por qué te da más hambre cuando no duermes?

¿Les ha ocurrido que después de una gran desvelada se sienten cansados y recurren a alimentos dulces o grasosos? De manera simplista, eso sucede porque, al sentirnos bajos de energía nuestro cuerpo tiene necesidad de alimentos ricos en calorías para contrarrestar la falta de descanso. Es cierto. Pero la razón por la cual el no dormir lo suficiente ocasiona aumento de peso no se queda ahí.

El sueño juega un papel preponderante en el equilibrio y la autorregulación de la energía. Durante el sueño se liberan diferentes hormonas que tienen un rol fundamental para nuestro bienestar, entre ellas la leptina, que reduce nuestro apetito. Esta sustancia proviene de las células de grasa y es un potente supresor del hambre. Numerosos estudios han demostrado que las personas que duermen menos de siete horas por noche tienen una menor secreción de leptina.

La leptina envía al cerebro una señal sobre el balance energético del cuerpo (ver gráfica). En los humanos, los niveles de leptina son responsables de cambios notorios en el equilibrio de la energía, dando como resultado una ingesta calórica mayor o menor.

LEPTINA Y GRELINA

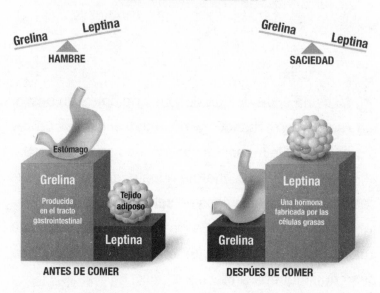

Su cantidad aumenta mientras dormimos y de esos altos niveles depende, en parte, la cantidad de alimento que vamos a ingerir durante el día. Está demostrado que durante el sueño sus niveles se elevan independientemente de la cantidad que comimos, ya que los enfermos alimentados por sonda mientras duermen durante el día también tienen niveles altos de leptina.

Estudios realizados en roedores revelan que el ayuno da como resultado dificultad para dormir y la falta de sueño lleva a un marcado incremento del apetito con sobreingesta de comida. Además, existe una liberación de sustancias capaces de estimular el hipotálamo, llamadas orexinas, con gran capacidad para mantenernos despiertos y aumentar nuestras ganas de comer.

Una disminución en la duración del sueño reduce los niveles de leptina mediante varios mecanismos, entre ellos la estimulación del sistema nervioso simpático, responsable de mantenernos alerta, lo cual inhibe la secreción de leptina. Además, ésta ejerce un efecto contrario en las hormonas derivadas del cortisol, también llamada hormona del estrés, conocida por aumentar el apetito y cuyos niveles se elevan en personas con insomnio.

De la mano de la leptina, la falta de sueño crónica —es decir, cuando las personas no duermen suficiente de manera habitual— reduce la secreción de hormonas tiroideas, sobre todo en mujeres. Las hormonas tiroideas son indispensables para mantener activo el metabolismo, y su reducción favorece el sobrepeso. De ahí que las mujeres deban dormir por lo menos siete horas cada noche para contribuir a conservar la línea.

Otra hormona que tiene un rol destacado en la regulación de la ingesta de comida es la grelina. Este péptido proviene del estómago y tiene la función de estimular el apetito. A mayor secreción de grelina, mayor el hambre que sentimos. Diversas investigaciones revelan que mientras menos dormimos, mayor cantidad de grelina secretan nuestras células estomacales, por lo tanto, más apetito tendremos. De hecho, una sola desvelada genera un aumento considerable en los niveles de grelina, dando como resultado un hambre intensa.

Otro factor que contribuye al aumento del apetito estando despiertos es que nuestro cerebro necesita mucha más glucosa o azúcar que cuando dormimos. De ahí que esta alta demanda de energía del cerebro favorezca la necesidad de comer.

En conclusión, está demostrado que las personas que duermen menos de siete horas por noche, o sufren despertares frecuentes (apnea del sueño) tienen mayor apetito y una fuerte tendencia a subir de peso.

Además, las personas que duermen poco cuentan con más horas de vigilia para comer y menos energía para gastar, lo que genera un círculo vicioso que a la larga deriva en sobrepeso y obesidad.

Es importante que si padeces de insomnio consultes a un especialista y corrijas tus malos hábitos, como el uso de celular, tableta electrónica o computadora antes de dormir; tomar bebidas con cafeína por la tarde o noche y hacer ejercicio antes de acostarse. Todo lo anterior favorece el estado de alerta y dificulta conciliar el sueño.

Además, las personas que no duermen lo suficiente experimentan aumento del apetito en las horas de la tarde/noche, lo cual favorece aún más el sobre-peso. Si bien comer genera somnolencia, es importante que por lo menos dos horas antes de dormir evitemos ingerir alimentos.

EJERCICIO

Durante una semana procura contar con, por lo menos, ocho horas para dormir. Establece ir a la cama con la luz apagada, en completa relaja-ción y, si te surge un pendiente, anótalo en una libreta sin encender ningún artefacto electróni-co y vuelve a tu relajación para conciliar el sueño.

II

No como mucho y tengo sobrepeso

Seguramente conoces a alguien que tiene sobrepeso u obesidad y asegura que no come mucho. Es una realidad; después de los 40 años de edad la tasa metabólica se reduce sustancialmente, en parte porque hay una pérdida paulatina de masa muscular y, como vimos en capítulos anteriores, el músculo consume calorías de manera considerable, incluso en reposo.

Cada libra de tejido muscular quema seis calorías al día, mientras una libra de grasa quema dos calorías al día. De ahí que, a mayor masa muscular, mayor quema de calorías al día.

Ahora, ¿qué pasa cuando una persona come poco? Por pequeña cantidad me refiero a una dieta de menos de 1 200 calorías al día para una mujer e inferior a 1 800 para un hombre. Lo que ocurre en estos casos es que, si bien se baja de peso, se pierde masa muscular porque no hay suficientes calorías para mantener el buen funcionamiento del tejido magro y éste comienza a disminuir. De ahí que después de un régimen alimenticio altamente restrictivo, una persona tienda a subir de peso acumulando grasa.

Además, cuando una persona se "salta" comidas, es decir come una o dos veces al día, el cuerpo procura ahorrar energía puesto que recibirá un abastecimiento nuevamente después de muchas horas. Debemos hacer caso a nuestro organismo y proporcionarle nutrientes saludables al momento preciso en que los necesita, cuando sentimos apetito (ver capítulo 5).

Si bien el metabolismo lento no se considera causa directa de sobrepeso, sí influye en no alcanzar nuestros objetivos para conservar la línea o bajar los kilitos de más.

Para saber la cantidad de calorías que nuestro organismo necesita para funcionar, utilicemos la centenaria ecuación de Harris Benedict para determinar la tasa metabólica basal:

- En hombres: 66.5 + (13.8 × peso en kilos) + (5 × altura en centímetros) − (6.8 × edad en años).

- En mujeres: 655.1 + (9.6 × peso en kilos) + (1.9 × altura en centímetros) − (4.7 × edad en años).

Si bien existen modificaciones a esta ecuación, entre las cuales destacan las de la OMS y la FAO, que adecúan la tasa metabólica a la edad, la realidad es que los resultados son muy parecidos.

La cifra que resulte de la ecuación debemos multiplicarla por el nivel de actividad física. Por ejemplo, para una persona sedentaria, la cifra se multiplicará por 1.2; en caso de tener actividad física ligera por 1.5; moderada, por 1.8 en hombres y 1.6 en mujeres; e intensa por 2.1 en hombres y 1.8 en mujeres. El resultado será la ingesta calórica necesaria para mantener el peso actual, pero para bajar de peso se necesita un ajuste a la baja, teniendo siempre presente que las calorías ingeridas no deben estar por debajo de 1 200 en mujeres y 1 800 en hombres.

Hay condiciones médicas en las cuales sí existe una tasa metabólica más lenta de lo normal. Estos trastornos son el hipotiroidismo (bajos niveles de hormonas tiroideas), el síndrome de Cushing (exceso de cortisol) y niveles de testosterona inferiores a lo esperado en hombres.

¿Qué debemos hacer para acelerar nuestro metabolismo?

1. Ingerir suficientes proteínas en la dieta.

2. Evitar azúcar refinada y optar por carbohidratos ricos en fibra como frutas y cereales integrales.

3. Reducir o eliminar el consumo de alcohol. Al ingerir bebidas alcohólicas el cuerpo obtiene

energía de calorías vacías, sin nutrientes, y debido a su rápida disponibilidad las usa en lugar de quemar las que se encuentran almacenadas en el tejido graso.

4. Las personas sanas no tienen por qué temer al café. Numerosos estudios revelan los beneficios de la cafeína: acelera nuestro metabolismo, contribuye a la concentración y nos ayuda a tener un mejor desempeño intelectual y deportivo. Sin embargo, es importante no abusar de las bebidas con cafeína, ya que ocasionan insomnio, ansiedad y nerviosismo, así como elevación de la tensión arterial y el ritmo cardiaco. Además, puede resultar irritante para el estómago en personas sensibles.

    Un consumo inocuo de cafeína para adultos sanos podría ubicarse debajo de 400 miligramos al día.

5. Consumir té verde. Además de la cafeína, el té verde contiene catequinas que aportan numerosos beneficios para la salud, entre ellos bajar de peso. La catequina con mayor concentración en el té verde es la llamada 3-galato de epigalocatequina, a la cual se atribuye el efecto

adelgazante, así como proteger contra el cáncer y los efectos de la radiación ultravioleta. De ahí la recomendación de consumir un promedio de tres tazas de té verde al día, combinadas con ejercicio, para bajar de peso.

6. No pasar periodos prolongados sin alimento. Es fundamental escuchar a nuestro organismo e ingerir una colación saludable entre comidas en el momento mismo que comenzamos a sentir hambre. Por ningún motivo dejemos pasar más de cinco horas sin alimento. Idealmente procuremos comer con moderación cada tres o cuatro horas.

7. Ponerle picante a la comida. Está demostrado que la capsaicina que contiene el chile eleva el metabolismo basal. ¿Acaso no sudamos al saborear un delicioso platillo picante? De acuerdo con un estudio realizado en la Universidad de Pensilvania, el picante acelera la tasa metabólica hasta en 20 por ciento durante un lapso de 30 minutos.

8. Hacer ejercicio. Tanto levantamiento de pesas para aumentar la masa muscular como ejercicio

aeróbico para acelerar la frecuencia cardiaca ayudan a incrementar la tasa metabólica.

Actividades como correr, andar en bicicleta
o nadar a una frecuencia cardiaca que se man-
tenga en el límite superior a la recomendada
en función de la edad (ver capítulo sobre el
ejercicio) pueden elevar el metabolismo hasta
por dos horas una vez terminada la práctica.

9. Beber agua. Ya analizamos en el capítulo 7 el
papel que juega para bajar de peso y acelerar
el metabolismo, así que debemos beber por lo
menos dos litros de agua simple al día.

10. Ingerir alimentos que ayudan a adelgazar. No
es un mito. Hay alimentos que literalmente
tienen menos calorías de las que el cuerpo
gasta en digerirlos, un ejemplo es el apio crudo. Al digerir un tallo de apio quemamos más
calorías que las que proporciona. Así que una
rica botana que ayuda a adelgazar podría
consistir en tallos de apio con chile piquín en
polvo y jugo de limón.

Recuerda que conforme pasen los años debemos reducir nuestra ingesta calórica e incrementar nuestra

actividad física para conservar la línea... Después de los 40 ya no es como a los 20, cuando dejábamos de cenar y en tres o cuatro días regresábamos a los pantalones de mezclilla ajustados sin contratiempos.

> **EJERCICIO**
>
> Esta semana incluye como colación matutina tallos de apio aderezados con chile y limón, así como un vaso de agua y una taza de té verde cada vez que sientas ganas de comer entre comidas. Antes de dormir, ingiere una taza de té de pasiflora, lavanda o manzanilla. Mientras saboreas cada sorbo, relájate y piensa en el beneficio que representan para tu salud las horas de sueño reparador que se aproximan.

12

Quiero bajar de peso
para verme bien,
pero también por salud

¿Sabían que una de las principales causas de muerte en el mundo es la mala alimentación?

La Organización Mundial de la Salud informó que las llamadas enfermedades no transmisibles o crónicas provocan la muerte de 38 millones de personas cada año. Estos padecimientos se dividen en cuatro grupos, dos directamente relacionados con una mala alimentación y falta de actividad física. Son, en orden de frecuencia, enfermedades cardiovasculares, cáncer, enfermedades respiratorias y diabetes. Tanto los problemas cardiovasculares como la diabetes tipo 2 son, en gran medida, producto de sobrepeso y falta de actividad física. En el caso del cáncer hay cada vez mayor evidencia del papel que juega la alimentación en su desarrollo.

Ya hablamos ampliamente del riesgo que representa la grasa abdominal para el desarrollo de las enfermedades cardiovasculares y la diabetes. Todos sabemos de la existencia de las grasas "buenas" y "malas" en la sangre, que en su conjunto conforman el tan temido colesterol que obstruye las arterias y provoca infartos.

También sabemos que las personas con sobrepeso, especialmente las que tienen panza, conllevan mayor riesgo de desarrollar diabetes y una larga lista de complicaciones.

Pero si ya nos han dicho hasta el cansancio lo anterior, ¿por qué nos exponemos a desarrollar este tipo de padecimientos? La respuesta es muy sencilla: no es tan fácil contrarrestar los malos hábitos y además pensamos que a nosotros no nos pasará o, simplemente, que "de algo nos tenemos que morir". Pero les tengo una mala noticia: podemos morir ciegos por retinopatía diabética o depender de diálisis por nefropatía diabética; en los hombres, padecer de disfunción eréctil a causa de diabetes; o quedarnos paralíticos por un accidente vascular cerebral. Lo antes dicho no es nada agradable y está en nuestras manos prevenirlo.

No los quiero asustar, pero mi obligación como médico es hacerles ver que el sobrepeso va mucho más allá de lo estético; por ello dedicaré el presente capítulo a desarrollar un breve resumen de las consecuencias para la salud de esos kilos de más.

En orden de frecuencia y gravedad:

1. ENFERMEDADES CARDIOVASCULARES

Las grasas saturadas, las que se encuentran en los productos de origen animal (carnes y lácteos principalmente), pero también en alimentos fritos en aceite vegetal, contribuyen sustancialmente a la formación de la placa de ateroma, plasta que se deposita en el interior de las arterias que llevan sangre oxigenada a nuestros órganos. Cuando la placa engrosa y tapa la arteria, o se rompe y sus restos se "atoran" en arterias de pequeño calibre, los órganos dejan de recibir oxígeno y sus células mueren, es decir, sobreviene un infarto. Esto sucede en cualquier órgano, pero lo más alarmante es cuando ocurre en el corazón y deja de latir adecuadamente; o en el cerebro, con gravísimas consecuencias para las zonas a las cuales los nervios afectados envían su señal.

De modo abreviado, el colesterol está conformado por las lipoproteínas de baja densidad (colesterol malo), las de alta densidad (colesterol bueno) y los triglicéridos. Si bien una parte importante del colesterol se produce en el hígado, otra proviene de nuestra dieta. El colesterol malo se deposita en nuestras arterias, mientras el bueno procura regresar el que no usamos al hígado o eliminarlo a través de la bilis. Los triglicéridos provienen en parte de un exceso de carbohidratos de la dieta, que el hígado transforma en grasas.

Para considerarse en rango normal, el colesterol total debe estar por debajo de 200 miligramos por decilitro (mg/dl), donde el bueno debe encontrarse por arriba de 35mg/dl y el malo por debajo de 100mg/dl. En el caso de los triglicéridos, es necesario mantenerlos en una cifra inferior a 150 mg/dl.

¿Qué tal? ¿Están en rango saludable? ¿Cuándo fue la última vez que se realizaron una prueba de sangre para medir su colesterol? Si no lo han hecho en el último año, les sugiero hacerlo lo antes posible. De hecho, ya hay aparatos capaces de medir el colesterol y los triglicéridos en casa, al igual que las cifras de glucosa.

Me preguntan: "¿Cómo bajo el colesterol malo y los triglicéridos y subo el bueno?" Es muy sencillo: primero deben reducir las grasas saturadas en su alimentación, las que se encuentran en el "gordito" de las carnes rojas, en la piel del pollo y en los productos derivados de la leche entera; segundo, aumenten el consumo de grasas saludables, por ejemplo: aguacate, aceite de oliva sin calentar (porque al calentarlo demasiado se satura y se vuelve colesterol malo) y los pescados de agua fría (salmón, arenque y bacalao); y tercero, hagan ejercicio.

Una de las maneras más divertidas de elevar los niveles de lipoproteínas de alta densidad o colesterol bueno es con la actividad física. Un artículo publicado por la Revista de la Asociación Médica Estadounidense (JAMA, por sus siglas en inglés), revela que cada 10 minutos de ejercicio, arriba de los 120 semanales como mínimo, implican un incremento de 1.4 mg/dl de lipoproteína de alta densidad tipo C. Así que mientras mayor sea la duración de nuestra rutina de ejercicio aeróbico, más posibilidades tendremos de incrementar nuestros niveles de colesterol bueno.

2. DIABETES TIPO 2

Los latinos tenemos predisposición genética a desarrollar este tipo de diabetes. La buena noticia es que podemos hacer mucho en materia de prevención, ya que figura entre las primeras causas de mortalidad en México y entre la población hispana de Estados Unidos.

Nuevamente debo referirme a la grasa abdominal, cuyo efecto hormonal puede provocarnos lo que se conoce como resistencia a la insulina o estado prediabético. Pero aquí, además del colesterol malo, el azúcar es otro gran villano.

La Organización Mundial de la Salud establece que lo ideal es no consumir más de 25 gramos de azúcar al día y, en definitiva, mantener nuestra ingesta diaria debajo de 50 gramos.

¿Ya revisaron la etiqueta del refresco de cola que saborean? Una lata de 355 mililitros tiene, dependiendo de la marca, ¡¡¡entre 30 y 40 gramos de azúcar!!! ¡Al saborear nuestra suculenta bebida ya nos pasamos de la cantidad permitida cada 24 horas! ¿No les parece tristísimo?

Aquí podríamos hacer una larga disertación sobre el etiquetado de los alimentos, pero no entraré en esa discusión. Lo único que les pido es que al consumir algún alimento o bebida que contenga azúcar revisen la etiqueta y vean los gramos que contiene; olvídense del porcentaje de calorías que representa, revisen los factores nutricionales en el etiquetado trasero y determinen los gramos de azúcar que van a ingerir. Recuerden que la suma total en un día completo (24 horas) no debe estar por arriba de 25 gramos y de ninguna manera rebasar los 50 gramos.

¿Se dan cuenta del exceso que la mayoría cometemos diariamente y que se traduce en un mayor riesgo de desarrollar diabetes?

Para que esa enorme carga de azúcar no permanezca en la sangre y dañe el interior de nuestras arterias, el páncreas debe secretar mucha insulina a fin de que ese exceso de azúcar ingrese a nuestras células. Pero, a la larga, el páncreas se cansa y produce insulina de mala calidad; y ahí empieza a gestarse la temidísima diabetes, que propicia la aparición de enfermedades cardiovasculares, insuficiencia renal (nefropatía diabética), daño a los nervios (neuropatía diabética), disfunción eréctil y amputación de extremidades, así como ceguera (retinopatía diabética).

¡Está en nuestras manos prevenir la diabetes tipo 2! ¿Cómo? Reduciendo nuestro consumo de azúcar a lo permitido por la oms, conservando la línea, sobre todo bajando la grasa abdominal y haciendo ejercicio. Al realizar una actividad física reducimos los niveles de azúcar en la sangre. El ejercicio promueve una mayor eficacia de la insulina disponible e incrementa la captación de azúcar por parte de los músculos. De ahí que los efectos de un entrenamiento moderado duren hasta 24 horas en los niveles de azúcar en sangre.

3. CÁNCER

Está ampliamente demostrado que la obesidad predispone a desarrollar cáncer de esófago, páncreas, vesícula biliar, colon y recto; mama, endometrio, ovario, riñón, próstata, tiroides, mieloma múltiple y linfoma de Hodgkin.

Entre sus mecanismos: en el caso del cáncer de mama, endometrio y ovarios, el responsable parece ser el exceso de estrógenos (hormonas femeninas) producido por las células de grasa. El tejido adiposo produce hormonas llamadas adipocinas que generan una fuerte inflamación y estimulan el crecimiento de las células malignas. La leptina (a la cual nos referimos en el capítulo 10), hormona producida por el tejido graso, promueve la proliferación celular. Además, la inflamación por el exceso de grasa también propicia el desarrollo de cáncer.

Estudios realizados por el Instituto Nacional del Cáncer de los Estados Unidos consideran que si la población bajara uno por ciento su índice de masa corporal (lo cual equivale aproximadamente a un kilo de peso en un adulto promedio), se evitaría la aparición de cien mil casos nuevos de cáncer, de los 500 mil previstos para 2030 en Estados Unidos de continuar la tendencia actual. En consecuencia, si deseamos reducir nuestro riesgo de desarrollar cáncer, debemos bajar de peso.

4. OSTEOARTRITIS

Es el padecimiento más común de las articulaciones en adultos mayores, directamente relacionado con el sobrepeso. Este trastorno se debe a un desgaste crónico de las articulaciones y a la formación de espolones de hueso, con gran hinchazón y dolor. Si bien afecta cualquier articulación del cuerpo, las más expuestas son las que reciben la carga del peso corporal: vértebras, caderas y rodillas. Así, no sorprende que las personas con sobrepeso dañen sus articulaciones a cada paso.

5. APNEA DEL SUEÑO

¿Conocen a una persona con sobrepeso que ronca? Pues déjenme decirles que es muy común que el exceso de tejido adiposo en la región del cuello obstruya la vía aérea mientras se duerme. Pero el problema es que, en muchos casos, no se trata sólo del molesto ronquido: ¡la persona deja de respirar por fracciones de segundo e incluso de un minuto! Las consecuencias de la apnea del sueño suelen ser terribles, ya que la persona no tiene un sueño reparador, se siente cansada durante el día y, por si fuera poco, tiene más apetito, lo que genera un círculo vicioso que propicia la obesidad.

Otros trastornos relacionados con el sobrepeso son la formación de cálculos biliares y problemas de infertilidad en mujeres. Entonces, si la vanidad no les preocupa, sí deben mantener un peso adecuado por salud: está demostrado que el sobrepeso reduce la calidad de vida de una persona.

EJERCICIO

De cada alimento procesado que consumas esta semana, anota la cantidad de azúcar que contiene y procura no consumir más de 50 gramos al día; idealmente no pases de 25 gramos.

13

Crea buenos hábitos y échate a dormir

¿Recuerdan el dicho: "Hazte buena fama y échate a dormir. Hazte mala fama y échate a correr"? Ocurre lo mismo con nuestra manera de vivir y de alimentarnos. Todo tiene que ver con hábitos. Los buenos nos ayudan a vivir sanamente, sentirnos bien y conservar la línea. Pero los malos, con toda seguridad, nos llevan a lo contrario.

Seguramente han escuchado que un hábito puede crearse en 21 días. Pues les tengo una mala noticia: eso es un mito. Quien procuró demostrarlo no logró su cometido. Así que olvidemos las tres semanas y enfoquémonos en lo que cada uno puede hacer para crear un hábito.

Primero, debemos darnos tiempo para pensar y visualizar qué deseamos lograr. ¿Queremos un cuerpo esbelto? ¿Nuestro objetivo es ponernos de nuevo la ropa que ocupa espacio en nuestro clóset y no podemos usar porque no nos entra? ¿Ansiamos sentirnos mejor y adquirir mayor agilidad?

Una vez definida nuestra meta, pensemos en pequeños pasos para alcanzarla. No será de la noche a la mañana y debemos poner de nuestra parte, pero les aseguro que se disfruta el proceso y se celebran los resultados.

Les quiero compartir algo que viví en carne propia. Después de subir de peso durante mi último embarazo y terminar la lactancia, me quedé con 18 por ciento de sobrepeso. ¡Sííí! Estaba 18 por ciento más gorda que como me siento bien y me queda mi ropa. No podía creer que pasaban los meses y seguía pesando casi lo mismo que cuando entré al hospital con mi bebé en el vientre: ¡10 kilos de más!

Tenía claro que, al rebasar los 40 años de edad, el metabolismo no estaría de mi lado. Me sometí a una dieta restrictiva, bajé un par de kilos y, al caer en la tentación, rápidamente los recuperé. Empecé a resignarme y usé los vestidos holgados que me ponía durante el embarazo y disimulaban mi sobrepeso. Todos me decían: "¿Por qué te preocupas si te ves bien?" El problema era que no me sentía bien y, además, no me quedaba la ropa que me gustaba.

Finalmente, un 31 de diciembre decidí hacer una manda o promesa… me propuse no tomar una sola gota de alcohol ni comer dulces, chocolates, pasteles o galletas por un año completito. Opté por saciar mis antojos de azúcar con frutas secas, que toda la vida había detestado.

Al principio me costó mucho trabajo, pero cada vez que se me antojaba una copa de vino o un pastelito, pensaba que el objetivo de mi manda era más importante y no lo arriesgaría por una tentación. Al cabo de mes y medio estaba acostumbrada a mi nueva forma de vida. Iba a una reunión o a un restaurante y tomaba jugo de tomate preparado con limón y picante. A la hora del postre simplemente pedía fruta, lo cual se volvió algo normal y parte de mi vida. Aunque al principio no le dije a mi familia, pronto se dieron cuenta y contribuyeron a que no flaqueara.

Al llegar a un restaurante era muy fácil decidir qué bebería o comería, porque tenía claro que el alcohol y los postres no formaban parte de mi menú… los rechazaba sin pensar. Les confieso que no tener que tomar una decisión facilita mucho las cosas. Yo no pensaba: "¿Tomo una copa de vino o mejor no? ¿Como un pastel o lo evito para no engordar?" La respuesta ya estaba establecida, simplemente: "No, gracias", y me acostumbré a ello.

Cuando terminaron los 365 días, el primero de enero del año siguiente, mi familia tenía listo un bote de conejos de chocolate (mis favoritos) y un martini para mí. ¿Y qué creen? Lejos de morir de ganas de morder las orejas de un conejito de chocolate o darle un gran trago a mi martini, no los apetecí… Sentía el compromiso con mi querida familia pero no tenía ganas de comerlos. Le di un trago al martini y lo dejé todito, optando por media copa de vino tinto, que deglutí casi a la fuerza. A los tres días me acordé de los chocolates y probé uno, pero el bote que antes me duraba un par de días acabó siendo distribuido entre los niños. Y lo mejor fue que a los dos meses de iniciar mi manda ya había bajado la mitad de los kilos que quería perder, sin darme cuenta ni tener en la cabeza mi dieta.

Al percatarme de lo fácil que resultó, decidí seguir un programa de alimentación saludable; así, en otro mes y medio bajé los 5 kilos que aún me sobraban, hasta ponerme la ropa que ocupa mi clóset y deshacerme de los vestidos holgados de tela elástica que usaba para sentirme cómoda.

¿Listos para construir buenos hábitos? En el capítulo siguiente les proporcionaré el programa de alimentación que seguí para bajar de peso, pero para implementarlo sin sufrir, primero deben seguir algunos pasos:

1. Establezcan su objetivo. Cuántos kilos o medidas desean bajar.

2. Hagan una lista de cinco pequeños cambios que estén dispuestos a realizar para alcanzar su objetivo. A continuación les doy algunos ejemplos:

a) Cambia las bebidas azucaradas por agua simple. Si apeteces algo dulce toma agua con fruta (agua simple con algunos trozos de tu fruta favorita para que suelte sabor) o los llamados "smoothies", licuados de frutas o verduras con agua. Evita los jugos, ya que tienen un alto contenido de azúcar y sin la fibra del vegetal se absorbe a gran velocidad. En caso de que se te antoje un refresco toma alguno con edulcorante o mejor agua mineral con gas.

b) Bebe un vaso de agua simple antes de cada comida. Como vimos anteriormente acelera el metabolismo y, al distender las paredes del aparato digestivo, envía la señal de saciedad al cerebro: así comerás menos.

c) Incluye por lo menos un tipo de verdura de la familia de las crucíferas en tu alimentación diaria. Las crucíferas más conocidas son las coles.

d) Cada vez que pienses en comida analiza lo que ocurre en tu mente y tu cuerpo. ¿Realmente tienes necesidad de comer o simplemente sientes tristeza o aburrimiento? Si en verdad tienes hambre y aún no es la hora de comer, busca una colación saludable. Si tus ganas de comer son más por antojo o ansiedad, toma un vaso de agua completito y ocupa tu mente con algo. Si tienes oportunidad, sal a caminar, aprovecha la ocasión para hacer sentadillas o puntas para ejercitar la pantorrilla. Si de plano tu situación te impide hacer lo anterior, una excelente opción es hacer los ejercicios de Kegel para fortalecer los músculos de la pelvis y prevenir así la incontinencia urinaria.

e) Dedica un mínimo de 30 minutos de cada día a tu cuerpo. Escuchando tu música favorita, sal a caminar, trotar, andar en bicicleta o patinar. Incluye esta media hora como parte de tu rutina diaria, al igual que lo haces con tu arreglo personal antes de salir de casa. Si lo prefieres y tienes el poder adquisitivo para ello, ve al gimnasio y practica por lo menos media hora de ejercicio aeróbico en la máquina de tu elección. Te aseguro que esta media hora pronto se volverá uno de los momentos más esperados del día. No lo dejes como último recurso, inclúyelo como una prioridad en tu agenda diaria.

3. Procura agregar una nueva acción por tu salud cada semana o cada quince días hasta que tu balance sea una vida sana. Verás cómo poco a poco tu organismo se acostumbrará a lo que es bueno para él y rechazará lo que le hace daño.

Cuando adoptamos hábitos que nos cuestan trabajo, la recomendación es tener un premio cada vez que los realizamos. Por ejemplo, si te resulta difícil ponerte los tenis y salir a caminar, date un regalo después, como sentarte a ver tu programa de televisión favorito, hablar por teléfono con tu mejor amigo o amiga, incluso tomar un baño de tina. Evita que tus premios tengan que ver con la comida.

Si un día no cumples con tu propósito, no te desanimes, simplemente retoma lo establecido al día siguiente. Verás cómo cada vez te resulta más fácil hasta convertirse en hábito.

Recuerda que nuestra esperanza de vida crece a pasos agigantados, y lo ideal es llegar a viejos sintiéndonos bien. La única manera de lograrlo es mediante hábitos saludables.

EJERCICIO

Establece una acción por tu salud y procura se-
guirla todos los días por un tiempo determinado.
Date un premio cada vez que logres tu cometido.
Al cabo del plazo, analiza cómo te sientes y con-
tinúa con esa acción mientras introduces una
nueva y así sucesivamente. Un ejemplo puede
ser comer sólo alimentos de la tabla del capítulo
18 martes y jueves, durante un mes; después,
agregar un día más mensualmente hasta que te
acostumbres a alimentarte sanamente y, sin darte
cuenta, te encuentres en el peso deseado.

14

Programa de alimentación

Éste es, probablemente, el capítulo más esperado del libro... sin embargo, quiero comentar que para que funcione lo propuesto es necesario habituarse a todo lo anterior; de lo contrario, resultará una dieta más, con su respectivo rebote.

Para empezar, debemos tener muy presente que nuestros kilos de más no se acumularon de la noche a la mañana. Tardamos varios meses o hasta años en almacenarlos, así que bajo ninguna circunstancia pretendamos bajarlos de un día para otro o en un par de semanas. Nos llevará tiempo, pero eso no necesariamente implica sacrificio, siempre y cuando nos concentremos en el objetivo primordial: un esquema de vida saludable. Nuestra meta, más que bajar de peso, debe ser adoptar un modo de vida sano que, como consecuencia, nos llevará al peso adecuado. Está demostrado que obsesionarnos con bajar de peso conduce a perder la paciencia, suspender el régimen alimenticio y recuperar el peso perdido.

Dicho lo anterior, desarrollaremos nuestro programa de alimentación, según las necesidades individuales.

Primero, vamos a la báscula. Pésate y anota exactamente tu peso. Es importante hacerlo por la mañana, después de ir al baño y de quitarte toda la ropa... ése es tu peso real y cada vez debes pesarte en las mismas circunstancias: por la mañana, después de vaciar la vejiga y como llegaste al mundo.

Si eres de las personas obsesivas que se pesan todos los días, quiero compartir contigo el riesgo al que te expones: las variaciones en la báscula de un día para otro tienen que ver en gran parte con la cantidad de agua que retienes, así que no necesariamente representan tu pérdida de peso real. Si un día comiste más sal de lo habitual, quizá subas de peso, pero eso no significa que no estés quemando la grasa que te sobra. Así que idealmente procura pesarte una vez a la semana, y si sólo bajaste 50 gramos, no te preocupes, recuerda que si haces ejercicio el músculo absorbe agua y nutrientes, y eso puede ser la causa.

Teniendo en mente que vamos a calcular (en función de lo mencionado en otros capítulos) nuestro requerimiento de calorías y proteínas por día, de acuerdo con nuestro peso, estatura y nivel de actividad física, les presento un plan nutricional que pueden adecuar según las exigencias de su paladar.

Es fundamental que su programa sea variado, de lo contrario no podrán adoptarlo gustosamente.

1. DESAYUNO

Es importante que no dejes pasar más de una hora entre el momento en que te levantas y la hora del desayuno; después de ocho horas de ayuno debes ingerir alimento saludable. Desayunar durante la primera hora del estado de vigilia es el primer paso para evitar el sobrepeso.

Incluye dos raciones de carbohidratos complejos, idealmente de la tabla de alimentos, siempre y cuando tengan la información que avale sus características.

Agrega proteína de buena calidad y grasas saludables. A continuación doy un ejemplo:

- ✓ Un vaso de 500 mililitros de agua simple
- ✓ Una taza de fresas o papaya con una cucharada de queso *cottage,* bajo en grasa, espolvoreado con una cucharada sopera de salvado de trigo.
- ✓ Tres claras a la mexicana (con jitomate, cebolla y chile serrano picados)
- ✓ Una rebanada de pan de granos germinados
- ✓ Café sin azúcar

2. COLACIÓN MATUTINA

Cuando empieces a sentir un ligero apetito, es momento de comer la colación matutina, que incluya vegetales saludables. Un ejemplo puede ser:

- ✓ Un vaso de agua de 250 mililitros
- ✓ Ensalada verde (lechuga, pepino, col rizada y berros) aderezada con una vinagreta preparada con una cucharada de aceite de oliva, mostaza, sal de ajo, pimienta y vinagre balsámico. Si tienes ganas de algo más crujiente y cuentas con un horno, una excelente opción son las hojuelas de col rizada. Se colocan en una charola resistente al calor y se hornean a 350 grados Fahrenheit durante 15 minutos; se rocían con unas gotas de aceite de oliva y... ¡listo!
- ✓ Un vaso de jugo de verduras mixtas que incluya jitomate.

3. COMIDA

Debe incluir proteína de buena calidad, vegetales en cantidad suficiente y dos raciones de carbohidratos complejos. Por ejemplo:

✓ Un vaso de agua de 500 mililitros

✓ Ensalada césar con aderezo bajo en grasa

✓ Filete de salmón horneado en salsa de limón

✓ Brócoli al vapor

✓ Una taza de arroz salvaje

✓ Té verde

4. COLACIÓN VESPERTINA

¿Les ha ocurrido que por la tarde tienen un tremendo antojo de algo dulce? Es sumamente común y la mayoría de las personas lo experimentamos. Si bien no hay estudios científicos que lo comprueben, los expertos sugieren que en la tarde disminuyen los niveles de serotonina, conocida popularmente como la hormona de la felicidad. De ahí que seamos menos tolerantes y más irritables. Una de las maneras de incrementar los niveles de serotonina es ingiriendo carbohidratos. Así que el antojo de donas, galletas, chocolates o pastelitos parece tener una explicación fisiológica. Lo importante es saciarlo de manera saludable y deliciosa. ¿Cómo? Muy sencillo:

✓ Un vaso de 250 mililitros de agua

✓ Una manzana picada mezclada con un yogur bajo en grasa, dos cucharadas soperas de salvado de trigo y seis almendras trituradas.

5. CENA

Ya que logramos saciar nuestro antojo por lo dulce, por la noche no sentiremos esa gran necesidad de ingerir carbohidratos, así que lo ideal es optar por proteínas, grasas saludables y vegetales.

✓ Un vaso de agua de 500 mililitros
✓ Pechuga de pollo azada con especias (pimiento, comino o pimentón rojo húngaro en polvo)
✓ Berenjenas con un poco de sal de ajo, finamente rebanadas y al horno, con un toque de aceite de oliva antes de servir.
✓ Un té relajante, libre de cafeína y sin azúcar

Después de la cena, lo ideal sería dejar pasar un par de horas antes de dormir y media hora antes de ir a la cama dejar a un lado los aparatos electrónicos, así como disfrutar de técnicas de relajación para conciliar un sueño reparador.

Recuerden que la cantidad de comida depende de nuestro apetito. Debemos adecuar los horarios de las comidas a nuestro reloj biológico. Comer si sentimos apetito y suspender la ingesta al estar ligeramente satisfechos, sin importar cuánta comida quede en el plato. Con el tiempo aprenderemos a conocer mejor nuestro cuerpo y servirnos únicamente lo que necesita.

La cantidad de carbohidratos de este programa de alimentación es para una persona sedentaria o con actividad física ligera. Las personas que hacen ejercicio vigoroso deben ajustar las cantidades, pero siempre hay que hacer caso a las necesidades del cuerpo para no excederse ni caer en la inanición.

Recuerden que hacer ejercicio es fundamental para la buena salud, así que mínimo incluyan 30 minutos al día de actividad física, por lo menos 4 veces por semana. Si pueden hacer ejercicio todos los días y llegar a 90 minutos al día, maravilloso. De lo contrario, recuerden que el límite inferior es 120 minutos a la semana divididos en 4 sesiones de 30. Hacer ejercicio sólo un día a la semana de manera vigorosa puede resultar perjudicial para la salud, así que debemos fraccionarlo.

EJERCICIO

Procura seguir este plan creando una dieta variada en función de tus gustos y necesidades. Incluye la media hora de actividad física al menos cuatro veces por semana mínimo y, de preferencia, todos los días. Verás cómo, sin sufrir, pierdes mínimo uno o dos kilos al mes. Además, te sentirás bien, de buenas y con mucha energía.

15

Obesidad infantil

El sobrepeso y la obesidad en los niños se han incrementado en los últimos 30 años. Leemos en múltiples reportes que México ocupa el nada honroso primer lugar del mundo en obesidad infantil.

¿Qué está pasando? ¿Por qué nuestros pequeños engordan? Algunos atribuyen el problema a la alimentación, otros a la tecnología. En realidad se debe a una combinación de varios factores.

Por un lado, los niños de hoy tienen menos actividad física que antes, debido a la disponibilidad de múltiples juegos en la computadora, las tabletas electrónicas y los teléfonos celulares; también por los problemas de seguridad o porque los papás pasamos más tiempo en nuestros trabajos dentro y fuera de casa. El caso es que hoy nuestros pequeños salen con menos frecuencia a jugar.

Recuerdo que toda mi infancia salía a la calle con mis amigas a patinar o andar en bicicleta. Hasta me rompí un brazo patinando a los 10 años de edad. Era algo muy común que los niños de la cuadra nos reuniéramos a jugar fuera de casa. Las cosas han cambiado: mis hijos nunca salen a la calle solos. No es lo mejor, pero por la gran inseguridad que hay, prefiero sentarlos en el sillón de la casa, hipnotizados con la tableta electrónica mientras yo escribo este libro. Desafortunadamente, al igual que otros millones de niños en el mundo, mis hijos tienen mucho menos actividad física que la que mis amigos y yo tuvimos en nuestra infancia. Es un factor preponderante.

Otro: cada vez es más común que papá y mamá trabajen. Más aún, sólo mamá o papá se hacen cargo de la casa y los hijos por separaciones y divorcios. Yo lo viví. Cuando me divorcié de mi primer esposo me dediqué a trabajar arduamente para mantener el nivel de vida al que mi hija estaba acostumbrada. La mayoría de las veces compraba comida rápida porque no tenía tiempo de cocinar y menos para pensar en un programa de alimentación saludable para ella y para mí. Tuve la enorme fortuna de contar con el apoyo de mis padres quienes, ya retirados, dedicaron todo su tiempo a atender a mi pequeña y proveerle una dieta adecuada para su buen desarrollo. También se ocuparon de que mi primogénita realizara actividad física cotidianamente llevándola al parque a jugar y correr.

Pero no todos tienen la misma suerte. A pesar del apoyo familiar, los abuelos no siempre pueden dedicarse de lleno a los nietos mientras los padres trabajan, y los niños tienen pocas oportunidades para realizar actividades al aire libre fuera del horario escolar. Éste, sin duda, es un factor para el sobrepeso.

Por el mismo motivo, es cada vez más complicado para los niños tener una alimentación balanceada. Un esquema de comidas variado con la cantidad adecuada de proteínas, carbohidratos y grasas representa un trabajo delicado para el o la "chef" de la familia. Pero no se preocupen. En este capítulo encontrarán opciones sencillas, originales, saludables, sabrosas y que requieren poco tiempo de preparación. Antes quiero compartir con ustedes algunas recomendaciones de expertos para que los pequeños conserven la línea y tengan un modo de vida saludable.

1. TIEMPO DE PANTALLA

Los estudiosos del tema recomiendan para prevenir el sobrepeso y otros trastornos como problemas del sueño, ansiedad y depresión, que los niños menores de dos años de edad no tengan acceso a pantallas de celular, tabletas electrónicas, computadoras o televisión.

Sé que es muy difícil, pero la realidad es que antes de los dos años de edad los pequeños no tienen capacidad para disfrutar realmente de lo que ven. Somos los padres los que inculcamos en ellos el gusto por los programas diseñados para su edad a fin de tener unos minutos de tranquilidad. Pero les tengo una mala noticia: intentar que las pantallas hagan la función de niñeras resulta altamente perjudicial porque favorece la inactividad y el deseo de estar el mayor tiempo posible frente a un monitor. Yo caí en ello. Tuve la fortuna de experimentar la maternidad después de los 40 con el nacimiento de mi hijo, producto de mi segundo matrimonio. Mis padres ya no tenían la misma energía con la que atendieron a mi hija trece años atrás y mi suegra, quien vivía en otra ciudad, sólo podía brindarnos su valiosísima ayuda cuando nos visitaba, así que mi esposo y yo nos adecuamos a las circunstancias.

Por supuesto, caímos en el intento de entregar el celular al bebé para tener unos minutos y comer juntos en paz, pero más allá de analizar detalladamente las características externas del aparato, el pequeño no mostraba mucho interés por lo que aparecía en la pantalla, con todo y que se trataba de un programa diseñado para bebés que consistía en globos que los pequeños tocaban para hacerlos explotar. Esa temporada coincidió con la oportunidad que tuve de entrevistar para mi trabajo a una experta en obesidad infantil de la Universidad de California, en Los Ángeles. Ella me explicó la importancia de retirar las pantallas de los bebés antes de los dos años de edad por las implicaciones que tenían. Seguí su consejo y a la hora de la comida preparaba juguetes apropiados para la edad de mi hijo, mismos que disfrutaba enormemente mientras papá, mamá y hermana comían alegremente sin interrupciones. Poco después el horario del bebé se adecuó al de la familia y la comida se volvió una agradable convivencia, por lo menos los fines de semana, cuando todos coincidíamos.

A partir de los dos años de edad los especialistas recomiendan un máximo de dos horas de pantalla, hasta los 18 años de edad.

Yo sé que los adolescentes pueden pasar el día entero frente a su celular, computadora o tableta electrónica. Es más, es su modo de comunicarse entre amigos. Sin embargo, los pediatras aconsejan que aparte del necesario uso de estos artefactos para sus labores escolares, su empleo recreacional debe limitarse a dos horas al día.

La clave radica en el tiempo que dedicamos a nuestros hijos. Estoy segura de que su hijo de dos años de edad prefiere jugar con ustedes o sus amiguitos en lugar de mirar un monitor. En el caso de los adolescentes la situación es diferente. Hoy es posible ver a un grupo de adolescentes cada uno con su teléfono sin interactuar o hacerlo para emitir un comentario sobre lo que se acaba de publicar en redes sociales. Pero incluso en ellos es posible reducir el tiempo de pantalla. A continuación les proporciono algunos consejos de los expertos:

- Predicar con el ejemplo. Es fundamental que los padres no pasemos demasiado tiempo en nuestro celular y los momentos familiares los dediquemos de lleno a fomentar las relaciones interpersonales. ¿Acaso van a una comida o reunión de trabajo y se ponen a "chatear" o revisar su correo electrónico teniendo a su jefe enfrente? Pues ese mismo respeto se lo debemos a nuestros hijos y a nuestra pareja. Si estamos con una persona simplemente no usamos el celular. Punto.
- Fomentar la actividad física y mental. Si podemos pasar tiempo en familia, una vez que los temas de conversación se agoten, debemos proponer distintas actividades que impliquen movimiento. Ir al parque, caminar, saltar la cuerda, jugar al avión, andar en bicicleta o patinar pueden ser excelentes opciones para fomentar la actividad física.
- Alejar de los menores los aparatos electrónicos a la hora de dormir o pedirles que los mantengan apagados, y realizar rondas para asegurarnos de que siguen nuestras instrucciones, bajo castigo de suspenderles privilegios en caso de no acatar las reglas.

• Llevar un diario de entretenimiento ante las pantallas para cada integrante de la familia. Puede resultar hasta divertido que la persona que pase menos tiempo con su celular, tableta electrónica o computadora reciba por mero placer un premio de su elección que no tenga que ver con artefactos electrónicos.

2. ALIMENTACIÓN

No podemos negar el papel de la alimentación en el sobrepeso y la obesidad infantil. En el caso de los menores de edad debemos ser muy cuidadosos con una alimentación restrictiva. Necesitan de nutrientes que les permitan tener un buen crecimiento y desarrollo. De ahí la importancia de contar con una alimentación saludable y balanceada.

Analizaremos lo que los padres podemos hacer desde el momento del nacimiento de nuestros hijos para prevenir sobrepeso y obesidad.

Alimentación del seno materno

Todos conocemos los múltiples beneficios de la leche materna. Es el alimento ideal para el recién nacido. Contiene las inmunoglobulinas que le permiten luchar contra las infecciones del medio ambiente y la cantidad exacta de nutrientes para un buen desarrollo físico y mental.

La Organización Mundial de la Salud recomienda alimentación exclusiva con leche materna durante los primeros seis meses de vida; a partir de ese momento se pueden introducir paulatinamente otros alimentos y continuar con la leche de mamá hasta los dos años o más si es posible. ¿Qué tal? ¿Se lo esperaban? Es lo ideal para madre e hijo desde el punto de vista de la salud. Yo sé lo complicado que puede ser para las mamás que trabajan, pero la buena noticia es que gracias a las bombas extractoras de leche y las campañas para facilitar a las mujeres el amamantar a sus hijos, es posible.

Alimentos saludables

Puede resultar muy tentador ofrecer a nuestros hijos las golosinas que disfrutábamos de pequeños, pero ante la realidad del sobrepeso infantil sería preferible abstenernos de ello.

Los especialistas en nutrición infantil recomiendan ofrecerles frutas, verduras, cereales integrales, leche y productos lácteos bajos en grasa, carnes magras, legumbres y agua simple.

Ya comentamos en capítulos anteriores el papel que juegan los hábitos, y sin duda éstos se adquieren desde temprana edad. Si acostumbramos a nuestros hijos a comer de manera saludable, no les resultará difícil seguir con ese esquema de alimentación el resto de su vida, sin que les represente un sacrificio.

Me van a decir: "¿Cómo hago para contar con un esquema de alimentación balanceado para mis hijos si no tengo tiempo para ello pues paso la mayor parte del día trabajando?" ¡Sí se puede!

Es mucho lo que podemos hacer para lograr una alimentación variada, sabrosa y saludable para nuestros hijos.

En primera instancia, una opción es cocinar durante el fin de semana y congelar la comida, por lo menos el plato fuerte; cada día algo distinto: lunes, pollo; martes, un guisado de frijoles con arroz; miércoles, carne roja magra; jueves, un guisado de lentejas con trozos de jamón de pavo en cuadritos, y viernes, pescado.

Iniciar cada comida con una sopa es una excelente opción. La realidad es que la mayoría de los niños no son como Mafalda y sí les gusta la sopa, especialmente en forma de crema. Así que podemos hacer una de verduras diferentes cada día, alternada con sopa de verduras o caldo de pollo con arroz y vegetales.

Las ensaladas con aderezos que contengan un poco de miel de abeja son muy agradables para el paladar de los pequeños, permitiéndoles adquirir una buena cantidad de fibra saludable.

Es importante considerar que la miel de abeja queda estrictamente prohibida en bebés menores de un año de edad debido al riesgo de que contenga una bacteria llamada clostridium botulinum que, debido al intestino inmaduro del bebé, puede ocasionarle botulismo, con un resultado fatal.

Ejemplos de comidas:

Desayuno

El desayuno es una de las comidas más importantes del día, por lo que no podemos prescindir de él y menos en los niños. Procura que el desayuno de tus hijos contenga fibra, proteína y carbohidratos de lenta absorción para que tengan un buen desempeño intelectual hasta la hora de la colación matutina o lonche.

Ejemplos:

1. Un vaso de leche baja en grasa, una manzana en rebanadas con crema de cacahuate y un pastelillo integral.
2. Un plato de fresas y moras azules con yogur y una galleta de avena con miel. Un vaso de leche reducida en grasa.

3. Un huevo estrellado, una rebanada de pan tostado integral y un licuado de leche baja en grasa con medio plátano y canela.

Colación matutina o lonche

Si tus hijos empiezan clases a las ocho de la mañana y salen de la escuela a las dos de la tarde, no pueden resistir con las calorías que les proporciona el desayuno y requieren forzosamente una colación saludable.

Ejemplos:

1. Emparedado o sándwich de pan integral con pechuga de pavo cocida, queso y mantequilla de almendra.
2. Ensalada de frutas con queso fresco y granola.
3. Rollitos de jamón y queso con galletas integrales.

Comida

La comida debe tener los tres grupos de alimentos en proporciones adecuadas: carbohidratos, proteínas y grasas. Es importante tener siempre en mente los porcentajes adecuados de cada grupo que los niños deben ingerir. La Organización de las Naciones Unidas para la Agricultura y la Alimentación (FAO, por sus siglas en inglés), recomienda que la dieta diaria contenga de 50 a 65 por ciento de carbohidratos, 30 a 35 por ciento de proteínas y un porcentaje variable de grasas en función de la edad: los primeros seis meses, los bebés deben ingerir de 40 a 60 por ciento de grasas; de los seis a los 24 meses, 35 por ciento, y de los dos a los 18 años, de 25 a 35 por ciento de grasas.

Ejemplos:

1. Sopa de verduras con pasta de municiones integral; filete de pescado empanizado con puré de zanahoria y arroz salvaje; una taza de uvas naturales.
2. Crema de brócoli con piñones; guisado de lentejas con trozos de pechuga de pavo o jamón horneado; tarta de frutas del bosque.
3. Sopa de fideos hecha en casa; pollo rostizado sin piel con ensalada rusa (papa, zanahorias, chícharos y crema); rebanadas de plátano con mantequilla de cacahuate.

Cena

Si bien en el caso de los adultos la cena debe ser muy ligera y hay que evitar en lo posible los carbohidratos, en el caso de los niños la cena debe incluir los tres grupos alimenticios con carbohidratos saludables de lenta absorción.

Ejemplos:

1. Pasta integral a la boloñesa (salsa de jitomate con carne roja molida) y un vaso de leche reducida en grasa.
2. Emparedado de pan de trigo integral con mantequilla de cacahuate y mermelada de fresa. Un vaso de leche baja en grasa.
3. Croquetas de atún y zanahorias ralladas. Un vaso de leche baja en grasa.

Según la hora de la cena, habrá que considerar una colación vespertina que puede incluir fruta, cereal integral y nueces.

Recuerden la importancia del sueño. Si bien para los adultos dormir es muy importante, para los niños es fundamental ya que durante el sueño se libera la hormona del crecimiento, indispensable para su adecuado desarrollo.

Procura siempre mantener horarios de alimentación definidos y evita que tus hijos lleguen al punto de tener mucha hambre. Si siempre están con un aporte calórico adecuado, será menos factible que sucumban ante tentaciones poco saludables. Puedes hacer la prueba: si al término de una comida balanceada después de la cual tu hijo quedó satisfecho le ofreces una golosina, es probable que solamente la pruebe o que incluso la rechace por completo. Cuando tienen hambre, los niños tienen mucha mayor propensión a comer alimentos poco nutritivos que cuando están satisfechos.

EJERCICIO

Durante una semana establece que a la hora del desayuno, la comida y la cena los celulares queden lejos de la mesa. Verás cómo la convivencia familiar se vuelve mucho más divertida y agradable.

16

Cuidado con la adolescencia

El sobrepeso en la adolescencia tiene otra dimensión; si en la infancia temprana puede generar acoso escolar y algunas burlas, en la adolescencia llega a ocasionar trastornos como depresión severa, anorexia y bulimia.

Nuevamente en el caso de los adolescentes el sobrepeso y la obesidad tienen un componente mixto que incluye un exceso de tiempo "de pantalla", que lleva a una actividad física insuficiente, alimentación inadecuada y falta de sueño.

El abuso de celulares, tabletas electrónicas y computadoras antes de dormir propician menos horas de sueño de las requeridas por el adolescente. En consecuencia, no se liberan las hormonas estabilizadoras del apetito y los jóvenes tienen más hambre y son poco selectivos a la hora de escoger sus alimentos. Así se fortalece el círculo vicioso iniciado, en muchos casos, en la niñez temprana.

La adolescencia, que incluye desde la pubertad hasta la edad adulta, es una etapa de la vida que conlleva múltiples cambios físicos emocionales e intelectuales. En esta etapa los padres comenzamos a ser desplazados por los amigos, con la respectiva influencia que éstos ejercen.

Si bien durante la adolescencia hay una intensa búsqueda por la definición individual y la independencia, aún permanece la necesidad del apoyo paterno y los límites que éste implica. De ahí que como padres aún tengamos un papel que jugar en la salud física y emocional de nuestros hijos.

Durante la adolescencia, los jóvenes requieren por lo menos de ocho horas y media de sueño cada noche. Dormir suficiente no solamente les permite tener un adecuado rendimiento físico e intelectual, sino también contar con un apropiado "reloj del apetito".

La actividad física es también fundamental durante la adolescencia. Diversos estudios publicados en prestigiadas revistas médicas revelan los efectos del uso de aparatos electrónicos y la falta de actividad física. Invariablemente, los resultados refieren que a mayor uso de tabletas electrónicas, celulares y computadoras, y menor actividad física, mayor es la prevalencia de trastornos como dolor de cabeza, desgano, irritabilidad, nerviosismo y, por supuesto, sobrepeso. En tanto que quienes participan en actividades deportivas revelan sentirse mejor y con más energía.

Durante la adolescencia es importante abordar el tema del sobrepeso con especial cuidado, sobre todo entre las chicas, grupo en el cual hay un grave riesgo de desarrollar anorexia y bulimia.

Nunca debemos decirle a una adolescente que está gorda; es mejor inducirla a que realice actividad física y opte por una alimentación saludable. Muchas veces, para lograrlo, es necesario contar con el apoyo de especialistas como psiquiatras, psicólogos y nutriólogos. Sin embargo, es mucho lo que los padres podemos hacer para ayudar a nuestros hijos a tener el peso adecuado a su estatura.

Primero, al igual que en el caso de los niños, debemos predicar con el ejemplo. No podemos exigir que nuestros hijos hagan ejercicio si nosotros pasamos todo el día utilizando nuestro celular, computadora o tableta electrónica. Ahora, conscientes de que en la adolescencia el ejemplo de los padres no siempre es el que los jóvenes desean seguir, es importante estar cerca de los amigos de nuestros hijos, conocer sus costumbres y procurar incluirlos en actividades saludables. Nada mejor que lograr que tus hijos formen con sus amigos un equipo del deporte de su elección y los padres apoyemos en todos sentidos.

Es necesario eliminar del refrigerador y la alacena alimentos no saludables, es decir, los que contienen un exceso de calorías vacías, engordan y no son nutritivos. No necesito hacerles una lista de los mismos ya que todos sabemos a cuáles me refiero (papas fritas, pastelitos, bebidas azucaradas, etcétera). Son todos aquellos ricos en azúcar y grasas saturadas. Debemos llenar el refrigerador con frutas y verduras variadas, aderezos saludables pero sabrosos, y fomentar el consumo de agua simple.

En el caso de los adolescentes, al igual que con los niños, no podemos usar dietas restrictivas, debemos proporcionarles una alimentación balanceada que cuente con las calorías necesarias para su nivel de actividad. Recordemos que la adolescencia, al igual que la niñez, es una etapa de desarrollo que requiere de nutrientes indispensables para no tener carencias que repercutan en la salud.

En cuanto a las adolescentes, los padres debemos vigilar muy de cerca su comportamiento respecto a la comida. Signos de alerta de que existe el riesgo de trastornos de la alimentación como anorexia o bulimia son: retraso o ausencia de ciclos menstruales, reducción de peso sin causa aparente, rechazo del alimento o idas al baño al terminar la comida. En caso de sospechar un problema de este tipo, la recomendación es consultar al médico para tomar cartas en el asunto lo más pronto posible, antes de llegar a consecuencias severas para la salud.

Finalmente, como en todos los casos, el tiempo que dedicamos a estar con nuestros hijos es la mejor inversión. Estar cerca de ellos, conocer sus sueños y preocupaciones contribuye sustancialmente a que tengan un buen desarrollo tanto físico como emocional.

EJERCICIO

Este fin de semana organiza con los amigos de tus hijos adolescentes una actividad deportiva. Ya sea una carrera a pie con obstáculos o una ruta en bicicleta; echa a volar tu imaginación para propiciar actividades deportivas en grupo los fines de semana.

17

Alimentación del adulto mayor

Conforme pasan los años la esperanza de vida se ha incrementado de modo sustancial.

La Organización Mundial de la Salud establece que la cifra de personas mayores de 60 años de edad se duplicará entre los años 2000 y 2050, pues pasará de 11 a 22 por ciento, es decir, de 605 millones a 2000 millones en la primera mitad del siglo XXI.

De acuerdo con datos del Instituto Nacional de Estadística y Geografía, INEGI, en México la esperanza de vida para las mujeres es de 77 años y para los hombres de 72. Pero volviendo a lo que nos interesa, es una realidad que al vivir más años tenemos mayor riesgo de desarrollar ciertos trastornos, sobre todo cuando no hemos cultivado hábitos de vida saludables.

Conforme la edad avanza, mayor es el riesgo de desarrollar enfermedades crónico-degenerativas o padecimientos comunes en adultos mayores, como sarcopenia, la disminución de la masa muscular que sobreviene con el envejecimiento. De ahí que las personas adultas mayores deban tener especial cuidado con su alimentación.

La alimentación del adulto mayor debe contar con un aporte suficiente de proteínas, siempre y cuando no tenga enfermedad renal. Las proteínas en la alimentación contribuyen a retrasar la sarcopenia y a prevenir el síndrome de fragilidad del anciano, condición en la cual la persona presenta una marcada disminución de la fuerza física, balance energético negativo, pérdida de tejido muscular y menor tolerancia al esfuerzo con un incremento en el riesgo de caídas y otros padecimientos.

Por otro lado, el exceso de alimento y nutrición desbalanceada propician trastornos como diabetes tipo 2, enfermedades cardiovasculares, algunos tipos de cáncer y la propia obesidad, con las repercusiones osteoarticulares que analizamos en el capítulo 12.

¿Qué hacer? Primero, tener una evaluación médica detallada acerca del estado de salud de la persona adulta mayor. Contar con un diagnóstico preciso de cada uno de los padecimientos que tiene y en función de ello diseñar un plan de vida, es decir, alimentación y actividad física apropiadas para él o ella.

Debemos recordar que conforme envejecemos nuestra tasa metabólica se reduce, por lo que nuestro organismo requiere menos calorías para funcionar y cualquier exceso se almacena en forma de grasa. De ahí que sea fundamental un aporte proteico adecuado de entre 1 y 1.2 gramos de proteínas por kilo de peso, divididos en tres comidas. Por ejemplo, un adulto mayor que pese 75 kilos deberá ingerir aproximadamente 30 gramos de proteína en cada comida. Es importante que estas proteínas sean de buena calidad y el alimento sea bajo en grasas saturadas; por ejemplo, un filete de pescado que contiene 14 gramos de proteína o claras de huevo que contienen 4 gramos de proteína por cada unidad.

Otro elemento de gran relevancia es el aporte de fibra. Un problema común en el adulto mayor es el estreñimiento, que afecta a cerca de 12 por ciento de las personas mayores de 65 años. Para combatirlo es fundamental tener un consumo adecuado de fibra en la dieta, de ahí que sean de utilidad las frutas y verduras, idealmente crudas. Nuevamente debemos tener en consideración los posibles padecimientos. Por ejemplo, cuando la persona tiene divertículos en el colon y éstos se inflaman y causan intenso dolor, es necesario consumir una dieta blanda con poca fibra hasta que ceda la inflamación, momento en que el médico indicará un incremento paulatino de fibra dietética. La ingesta de agua en cantidad suficiente, a menos de que exista una contraindicación expresa, contribuye a reducir el estreñimiento.

Las grasas para el adulto mayor son de gran relevancia. Es fundamental evitar el consumo de grasas saturadas y procurar la ingesta de grasas saludables como aceite de oliva, aguacate y nueces. La grasa de las carnes rojas o la leche entera queda prohibida para las personas adultas mayores. Los derivados de la leche deben ser bajos en grasa y la proteína debe provenir de carnes magras como pechuga de pollo o pavo, pescados de aguas frías y leguminosas, de preferencia germinadas.

La actividad física es altamente deseable para el adulto mayor. En la medida de sus posibilidades es importante preservar la movilidad para favorecer la masa muscular y mantener el buen ánimo. La Organización Mundial de la Salud recomienda que los adultos mayores de 65 años realicen por lo menos 150 minutos de actividad física aeróbica moderada a la semana o 75 minutos de ejercicio vigoroso semanalmente en sesiones de 10 minutos como mínimo. La oms refiere que las personas que por su condición de salud no pueden tener actividad física, pasen de nada a algo de actividad, conforme su situación lo permita, haciendo un esfuerzo por superar las metas alcanzadas.

EJERCICIO

Esta semana procura esforzarte un poco más en tu actividad física. Si acostumbras caminar 30 minutos al día, esta semana establece la meta de caminar dos minutos más en cada sesión. Ni lo vas a notar al momento de tu actividad, pero al cabo de una semana, si lo haces por lo menos 5 días, sumarás 10 minutos más de ejercicio. Ello equivale a más de una unidad de colesterol bueno que contribuye a prevenir un infarto.

18

Tabla de alimentos saludables

VERDURAS	Calorías	Grasa (g)	Carbohidratos (g)	Fibra (g)	Azúcares (g)	Proteína (g)	Vitaminas y minerales (% del requerimiento diario)
Acelga (1/2 taza)	19	0.1	3.9	2.1	0.4	1.9	Vit. A 44%
Alcachofa (1 pieza mediana)	25	5.7	5.7	4.1	1.3	1.4	Vit. C 25%
Apio crudo (1 ½ taza)	22	0.2	4.0	2.5	2.3	0.9	Vit. A 11%
Arúgula (4 tazas)	20	0.5	2.9	3.5	2.2	2.1	Vit. A 40%
Berenjena (1 taza)	35	0.2	8.6	2.5	2.9	0.8	Vit A 3%
Berros (2 tazas)	34	0.1	0.7	0.3	0.2	1.3	Vit C 30%
Brócoli (1/2 taza)	26	0.4	4.6	2.7	1.0	2.7	Vit. C 30%
Chayote (1/2 taza)	19	0.4	4.1	2.2	1.0	0.5	Vit. C 17%
Col cruda (2 tazas)	27	0.2	6.0	2.6	5.0	1.4	Vit. C 60%
Col de Bruselas (3 piezas)	23	0.3	4.5	1.6	1.0	1.6	Vit. C 50%
Coliflor (1 taza)	28	0.6	5.1	2.9	-	2.3	Vit. C 70%
Ejotes (1/2 taza)	22	0.2	4.9	2.0	-	1.2	-
Endivias (3 tazas)	22	0.3	4.3	4.0	0.4	1.6	Vit. A 65%
Espárragos (6 piezas)	22	0.3	3.8	2.8	2.2	2.3	Vit. B9 26%
Espinacas (2 tazas)	28	0.4	4.4	2.6	0.1	3.4	Vit. A 80%
Flor de Calabaza (1 taza)	20	0.2	4.4	1.2	-	1.4	Vit. B9 13%
Germen de soya (1/3 taza)	25	1.4	2.1	0.3	-	2.7	-

Hongo shiitake (1 pieza)	11	0.1	2.7	0.4	0.4	0.3	-
Jícama (1//2 taza)	23	0.1	5.3	2.9	1.1	0.4	-
Jitomate (1 pieza)	20	0.2	4.4	1.4	3.0	1.0	Potasio 5.4%
Lechuga (3 tazas)	23	0.4	4.5	2.8	1.5	1.7	Vit. B9 45%
Nabo (150 gramos)	22	0.1	5.0	2.0	-	0.7	Calcio 19.5%
Nopal (1 pieza)	22	0.1	4.5	3.2	1.5	1.8	Potasio 6.3%
Pepino (1 taza)	16	0.1	3.8	0.5	-	0.7	-
Pimiento rojo crudo (1pieza)	17	0.1	4.0	0.6	2.1	0.7	Vit. C 87%
Rábano (1 taza)	17	0.1	3.5	1.7	2.1	0.7	Calcio 28%
Zanahoria (1 taza)	26	0.2	4.3	1.8	5.8	0.6	Vit. A 67%

FRUTAS	Calorías	Grasa (g)	Carbohidratos (g)	Fibra (g)	Azúcares (g)	Proteína (g)	Vitaminas y minerales (% del requerimiento diario)
Arándano (1 ½ taza)	68	0.2	17.9	6.8	6.5	0.6	Vit. C 36%
Mora azul (3/4 taza)	61	0.4	15.4	2.6	10	0.7	Vit. C 17%
Cereza (20 piezas)	56	0.2	14.7	2.1	15	0.9	Vit. C 12%
Ciruela roja (3 piezas)	73	0.4	18.1	2.2	16.2	1.1	Vit. C 25%
Dátil Medjool (1 pieza)	66	-	18	1.1	16	0.4	-

Frambuesa (1 taza)	64	0.8	14.7	8.0	5.4	1.5	Vit. C 53%
Fresa (1 taza)	49	0.5	11.7	3.0	7.4	1.0	Vit. C 149%
Guayaba (3 piezas)	63	0.7	14.8	7.0	8.0	1.0	Vit. C 300%
Kiwi (1 pieza)	44	0.4	11	1.5	8.2	0.8	Vit. C 59%
Mandarina (2 piezas)	68	0.4	17	2.3	7.4	1.0	Vit. C 153%
Mango Ataúlfo (1/2 pieza)	54	0.2	13.5	1.5	9	0.5	Vit. C 57%
Mango Manila (1 pieza)	62	-	16.1	1.6	15	1.2	Vit. C 80%
Manzana (1 pieza)	55	0.2	14.7	2.6	10.7	0.3	Vit. C 5%
Melón (1 taza)	60	0.3	14.4	1.6	13.9	1.5	Vit. A 119%
Naranja (1 pieza)	62	0.2	15.4	3.1	12.2	1.2	Vit. C 116%
Papaya (1 taza)	55	0.1	13.7	2.5	11	0.8	Vit. C 110%
Pera (1/2 pieza)	47	0.1	12.5	2.5	7.0	0.3	Potasio 2%
Perón (1 pieza)	65	0.4	16.7	2.2	12	0.4	Vit. C 7%
Plátano (1/2 pieza)	48	0.2	12.4	1.4	6.2	0.6	Potasio 4.6%
Sandía (1 taza)	48	0.2	12.1	0.6	9.0	1.0	Vit. C 20%
Toronja (1 pieza)	54	0.2	13.7	1.8	11	0.9	Vit. C 100%
Tuna (2 piezas)	56	0.7	13.2	5.0	8.0	1.0	Potasio 6.4%
Uva (1 taza)	62	0.3	15.8	0.8	14.9	0.6	Vit. C 6.1%
Zarzamora (1 taza)	75	0.9	18.4	5.9	7	1.0	Vit. C 50%

CEREALES	Calorías	Grasa (g)	Carbohidratos (g)	Fibra (g)	Azúcares (g)	Proteína (g)	Vitaminas y minerales (% del requerimiento diario)
Amaranto (2 tazas)	65	2.0	10.0	1.0	7.0	2.0	Calcio 7.5%
Arroz salvaje (1/3 taza)	55	0.2	11.7	1.0	0.4	2.2	–
Avena natural cruda (1/2 taza)	150	3.0	27.0	4.0	1.0	5.0	Magnesio 10%
Camote horneado (1/3 taza)	70	0.1	16.0	1.3	3.0	1.1	Vit. A 200%
Centeno (5 cucharaditas)	72	0.4	15.9	3.0	0.2	2.6	–
Pasta integral (1/2 taza)	100	0.8	20.5	3.0	1.0	3.5	Hierro 3.1%
Quinoa cocida (1/2 taza)	112	1.8	19.5	2.5	0.8	4.0	Hierro 7.5%
Salvado de trigo (1/4 taza)	50	0.5	10.0				

LEGUMINOSAS	Calorías	Grasa (g)	Carbohidratos (g)	Fibra (g)	Azúcares (g)	Proteína (g)	Vitaminas y minerales (% del requerimiento diario)
Alubias (1/2 taza)	124	0.3	22.5	5.6	1.0	8.7	Hierro 15%
Frijoles (1/2 taza)	114	0.5	20.4	7.5	0.3	7.6	Hierro 14%

Garbanzos (1/2 taza)	135	2.1	22.5	6.3	2.7	7.3	Hierro 6.7%
Habas (1/2 taza)	94	0.3	16.7	4.6	1.5	6.5	Hierro 7%
Hummus (5 cucharadas)	125	7.2	10.7	4.5	2.4	5.9	Hierro 10%
Lentejas (1/2 taza)	115	0.4	20.0	7.8	2.0	9.0	Hierro 18.5%

CARNE, PESCADO Y MARISCO	Calorías	Grasa (g)	Carbohidratos (g)	Fibra (g)	Azúcares (g)	Proteína (g)	Vitaminas y minerales (% del requerimiento diario)
Arenque (filete 100 g)	146	9.3	0.2	-	50	15.4	Selenio 60%
Atún en agua (1/2 lata)	50	0.5	-	-	53.1	11.0	Selenio 48%
Atún fresco (1 filete 100 g)	106	1.1	-	-	-	23.7	Potasio 12%
Bacalao (1 filete 100 gr)	82	0.7	-	-	19.4	17.8	Selenio 27%
Calamar (1/4 taza)	34	0.5	1.2	-	87.4	5.9	Selenio 30%
Camarón (5 piezas)	34	0.4	-	-	66.5	7.1	Hierro 7.3%
Clara de Huevo (2 piezas)	34	0.2	0.4	-	-	7.2	-
Halibut (1 filete 100 g)	110	1.9	-	-	27	17.7	Calcio 4%
Huachinango (1 filete 112gr)	144	2	-	-	52.8	29.6	Selenio 75%

	Calorías	Grasa (g)	Carbohidratos (g)	Fibra (g)	Azúcares (g)	Proteína (g)	Vitaminas y minerales (% del requerimiento diario)
Mejillones (1 taza)	80	2.2	2.5	-	28.2	12.0	Selenio 80%
Mojarra (1 filete 100 g)	96	1.9	-	-	-	19.7	-
Pavo (pechuga 4 rebanadas)	60	1.4	1.4	-	30	9.8	Hierro 1.1%
Pollo (90 g pechuga asada sin piel)	144	3.6	-	-	69.3	26.1	Potasio 4.5%
Pulpo (100 g asado)	82	1.0	2.2	-	48	14.9	Selenio 40%
Robalo (100 g asado)	125	1.5	-	-	54	24	Vit. A 4%
Salmón (100 g asado)	170	10	-	-	40	18.5	-
Salmón ahumado (50 g)	106	6.5	0.5	-	35	14.5	Sodio 15%
Sardina (3 piezas en aceite)	75	4.1	-	-	51.1	8.9	Selenio 34%
Trucha (100 g al horno)	175	6.8	-	-	75	26.4	Potasio 10%

LÁCTEOS	Calorías	Grasa (g)	Carbohidratos (g)	Fibra (g)	Azúcares (g)	Proteína (g)	Vitaminas y minerales (% del requerimiento diario)
Leche descremada (1 taza)	86	0.4	11.9	-	4.0	8.4	Calcio 30%
Queso cottage Light (1/2 taza)	80	1.0	7.0	-	11	12	Calcio 10%
Yogurt griego natural (1/2 taza sin grasa)	80	-	9.0	-	7.0	12	Calcio 15%

ACEITES Y GRASAS	Calorías	Grasa (g)	Carbohidratos (g)	Fibra (g)	Azúcares (g)	Proteína (g)	Vitaminas y minerales (% del requerimiento diario)
Aceite de coco (1 cucharada)	120	–	14	12	1	1	–
Aceite de Oliva (1 cucharada)	119	–	13.5	1.8	10	1.4	–
Aguacate (1/4 pieza)	58	3.0	5.2	0.8	3.5	0.7	0.7
Ajonjolí (4 cucharaditas)	61	1.0	5.7	0.8	2.2	2.5	2.7
Almendras (10 piezas)	66	0.5	6.6	0.5	4.3	1.3	2.7
Almendras, leche de, sin azúcar (una taza)	30	2.5	1	0.5	1.5	1	–
Avellana (10 piezas)	88	1	9	0.6	6.5	1	2
Cacahuate (14 piezas)	73	2.7	6.2	0.9	3.1	1.9	2.9
Chía (1 cucharada)	60	5	4.0	–	–	3.0	2
Nuez de castilla (1/4 taza)	225	4.2	20.5	2.1	2.7	14.6	5.2
Nuez de la India (3 cucharadas)	150	9.0	11	2	2	6	4
Pasta de almendra (1 cucharada)	100	3	9	0.8	5	4	3
Pasta de cacahuate (1 cucharada)	95	4	8	1.2	3.8	2.3	3.8
Pistaches (1/2 taza con cáscara)	170	7	14	1.5	7	4	7

PLACERES PARA EL PALADAR	Calorías	Grasa (g)	Carbohidratos (g)	Fibra (g)	Azúcares (g)	Proteína (g)	Vitaminas y minerales (% del requerimiento diario)
Chocolate negro (70 % de cocoa 20 g)	125	8.5	9.5	6			
Vino tinto (1 copa)	125	3	–	–			

Conclusión

Espero que hayan disfrutado la lectura de este libro, tanto como yo disfruté escribir cada capítulo. Todos los consejos sugeridos en estas páginas tienen bases científicas y los he puesto en práctica personalmente.

Es importante hacer cambios y adquirir hábitos saludables poco a poco. Una vez que una conducta sana se vuelve parte de nuestra existencia, y no requiere esfuerzo su implementación, podemos pasar al siguiente hábito, y así sucesivamente.

Cuando menos te des cuenta tendrás la figura que deseas, serás capaz de controlar tus impulsos y te sentirás con la energía necesaria para hacer frente a todo lo que te propongas.

Nunca es tarde para empezar, si siempre tuviste sobrepeso, hoy es el momento de cambiar los malos hábitos y adquirir aquellos que te permitirán verte y sentirte bien, para toda la vida.

Bibliografía

Agatston, Arthur, *The South Beach Diet*, St. Martin's Griffin, Nueva York, 2003.

Bulik, Cynthia M., *Crave: Why You Binge Eat and How to Stop*, Walker & Company, Nueva York, 2009.

_____, *Midlife Eating Disorders*, Walker & Company, Nueva York, 2013.

Castillo, Brooke, *If I Am So Smart, Why Can't I Lose Weight?*, BookSurge, Carolina del Sur, 2006.

Duhigg, Charles, *The Power of Habit*, Random House Books, Londres, 2012.

Eckel, Robert H., *Obesity, Mechanisms and Clinical Management*, Lippincott Williams & Wilkins, Philadelphia, 2003.

Effect of Aerobic Exercise Training on Serum Levels of High-Density Lipoprotein Cholesterol. A Meta-Analysis, Pub-Med.gov, 2007.

Harvey y Marilyn Diamond, *La Antidieta*, S. L. Puzzle Editorial de Libros, Barcelona, 2005.

Heber, David, *La dieta L.A. Shape*, HarperCollins, Nueva York, 2004.

Kasper, Dennis L., Dan L. Longo, Anthony S. Fauci *et al*, *Harrison's Principles of Internal Medicine*, Mc Graw-Hill, Nueva York, 2004.

Kliegman, Robert M., Bonita Stanton, Joseph St. Geme y Nina Schor, *Nelson Text Book of Pediatrics*, vigésima edición, Elsevier, Filadelfia, 2016.

Pérez, Ana Bertha, Berenice Palacios y Ana Laura Castro, SMAE: *Sistema Mexicano de Alimentos Equivalentes*, Fomento de Nutrición y Salud, México, 2014.

Sears, Barry, *La revolucionaria dieta de la zona*, Urano, Barcelona, 2004.

Weil, Andrew, *Eating Well for Optimum Health*, Quill, Canadá, 2000.

En forma y sin kilitos de más de Diane Pérez
se terminó de imprimir en enero de 2017
en los talleres de
Litográfica Ingramex, S.A. de C.V.
Centeno 162-1, Col. Granjas Esmeralda, C.P. 09810
Ciudad de México.